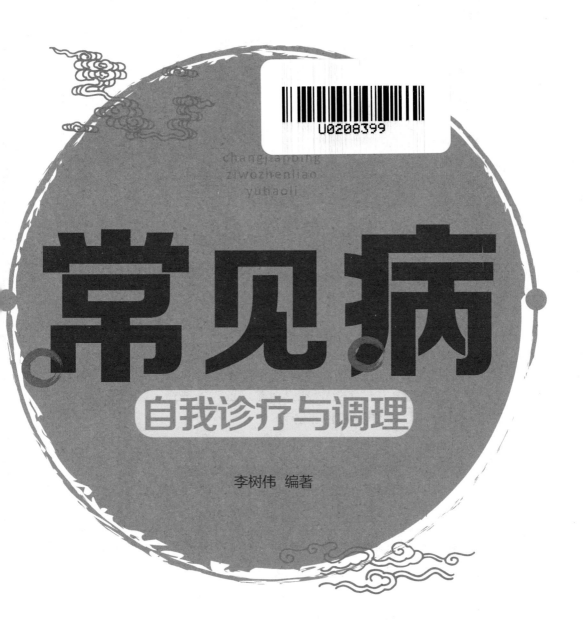

changjianbing
ziwozhenliao
yuhaoli

常见病

自我诊疗与调理

李树伟 编著

中国纺织出版社

图书在版编目(CIP)数据

常见病自我诊疗与调理 / 李树伟编著. -- 北京：中国纺织出版社, 2016.6（2023.5重印）

ISBN 978-7-5180-2485-8

Ⅰ.①常… Ⅱ.①李… Ⅲ.①常见病-诊疗 Ⅳ.①R4

中国版本图书馆CIP数据核字（2016）第064700号

责任编辑：张天佐　　　责任印制：王艳丽

中国纺织出版社出版发行

地址：北京市朝阳区百子湾东里A407号楼　　邮政编码：100124

销售电话：010—67004422　传真：010—87155801

http: //www.c-textilep.com

E-mail: faxing@c-textilep.com

中国纺织出版社天猫旗舰店

官方微博http://weibo.com/2119887771

大厂回族自治县益利印刷有限公司印刷　各地新华书店经销

2016年6月第1版　　2023年5月第2次印刷

开本：710×1000　1/16　印张：14

字数：226千字　定价：58.00元

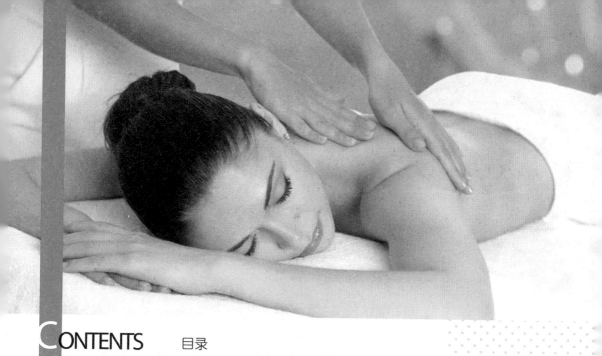

CONTENTS 目录

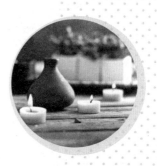
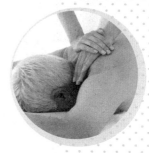
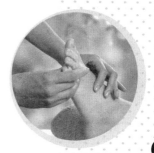

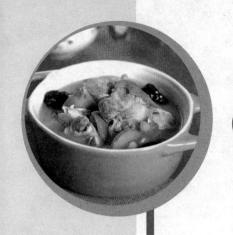

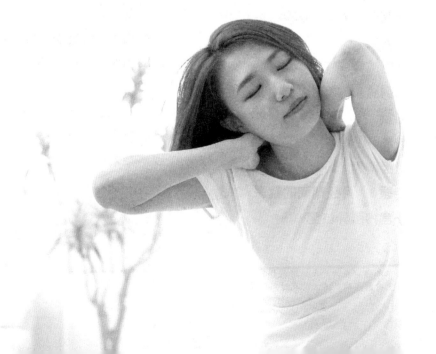

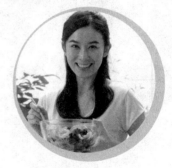

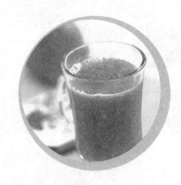

本书旨在为广大读者提供健康生活的指导，并非医疗手册。如果您怀疑自己身患疾病，建议您及时到医院接受必要的治疗。

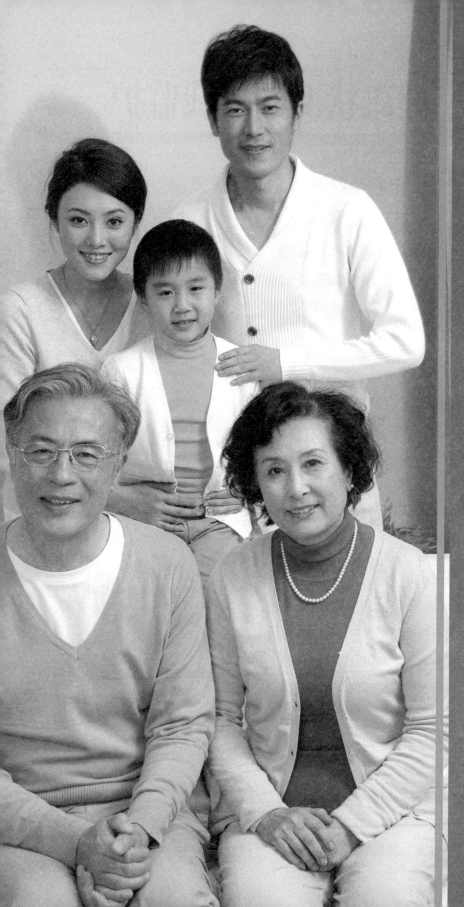

第1章

学会家庭诊疗，让您健康无忧

健康状况的自我监护

❤ 中老年人自我监护策略

中老年人的健康问题日益突出。如果平时多注意健康状况的自我监护，那么可以及时发现疾病，有利于及时诊治。其主要可以从以下这些方面监护。

✚ 消瘦

没有明显原因而日渐消瘦，有时在1～2个月内体重减轻6～10千克，或下降超过正常标准的10%。这种进行性的消瘦，大都表明体内有消耗性的疾病。对中老年人来说，有患肿瘤、肺结核、胃炎等疾病的可能性。

✚ 口腔白斑

口腔白斑是一种口腔黏膜角化病变，末期可有恶化趋势，它是口腔内常见的癌前病变之一。白斑常发生于口腔内颊部、舌背及硬腭等部位，发病后局部黏膜会出现大小不一、外形不规则的白色斑块，稍增厚，表面粗糙，质地较硬，周围黏膜无炎性反应。

患有口腔白斑的患者一般无自觉症状，倘若出现疼痛、溃烂，往往是恶性病变的前兆，需要特别注意。

✚ 排尿异常

对男性中老年人来说，如果忽然出现尿频、尿急，每次排尿总像是没有排尽的感觉，则有患前列腺炎、前列腺增生或其他病理性疾病的可能，需及时检查。

✚ 排便异常

正常人都有一定的排便习惯，中老年人如果两个月内排便习惯发生了变化，时而便秘，时而腹泻，时而两三天才排一次便，有时却一天两三次或更多次地排便，这是肠道功能紊乱的最早征象，必须进行检查。

✚ 经常咳嗽

咳嗽是由于呼吸系统中的气管或支气管受到刺激，身体产生的一种保护性反射。但平时无任何呼吸系统疾病也没感冒的中老年人，如果忽然经常咳嗽，尤其是干咳少痰者，这是深部的支气管受到刺激的结果，应做胸部检查。

✚ 胸闷气喘

如果在安静的状态下总感到胸闷、胸堵或心悸，胸中突然蹦一下或停一下，或在上楼（3～5层）以后心跳气喘半小时左右，有时还会有停跳（即期外收缩）现象，应及时到医院检查心脏，看有无冠状动脉供血不足的现象。这组症状通常是心脏功能不佳的最早表现。

✚ 食欲下降

因疲劳或感冒，偶尔一两顿饭不想吃是正常的，但如果时间超过一周就应警惕了，建议检查胃部及消化系统有无病变。

✚ 进食哽噎

进食哽噎是指吃饭下咽食物时不通畅，有被噎住的感觉，开始可能不经常发生，若以后次数增多，并且越来越重，则可能是食道肿瘤的征兆，要及时去医院检查。

✚ 头晕、头痛

如果清晨醒来，头脑昏昏沉沉、头晕、头痛，则有可能是高血压或脑动脉开

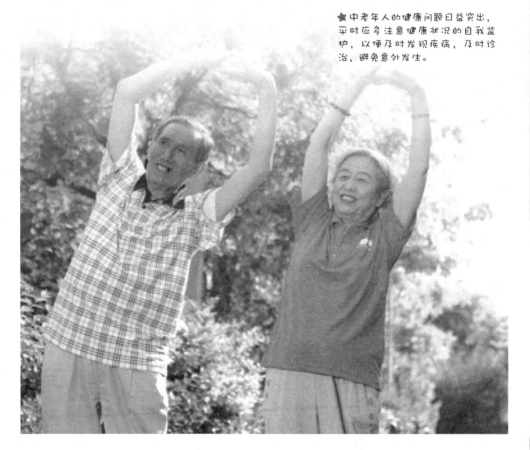

★中老年人的健康问题日益突出，平时应多注意健康状况的自我监护，以便及时发现疾病，及时诊治，避免意外发生。

始硬化的迹象。偶尔发生一两次，可能是夜间失眠或多梦、噩梦造成的，如果经常发生上述症状，则要及时检查和观察，找出原因所在。

✚ 四肢麻木

凡是长期高血压的患者，如平白无故四肢发麻，有时甚至手脚大片麻木，有时则有犹如昆虫在四肢爬行的痒麻感，再加上头痛、头晕，这些是脑卒中（中风）的前兆，应立即采取必要的措施，以防止脑卒中（中风）的发生。

❤ 通过"相面"知健康

面对紧张的工作，当你感到不适时，不妨观察一下自己的脸，也许透过面部，会发现身体健康状况的蛛丝马迹。

部位	关联身体器官	问题	自疗方法
前额	代表着肠道和膀胱的情况	生有斑点和过深的皱纹，皆表明进食过多	多吃鱼类、禽类、脱脂奶
嘴部	代表着消化系统的情况，上嘴唇代表胃部，下嘴唇代表肠的状况	下嘴唇肿胀，说明有便秘症状	多喝水，少喝茶、咖啡、酒精类饮料，多运动
两眉之间	代表着肝和胆囊的状况	两眉之间如有竖纹，说明脂肪摄取量过大	少吃肉类、高脂肪及烧烤食品
耳朵	代表着肾的状况	耳郭呈红色或紫色，说明循环不好	少饮酒，少吃精细食物，少吃糖，多做运动以促进循环功能
下眼睑	代表着循环系统的状况	正常情况下应该呈肉粉色，如下眼睑呈白色，则是贫血的典型征兆	多吃含铁的食物
面颊	代表着肺部情况	如略呈褐红色是高血压的征象	减少吸烟量或戒烟，经常量血压
鼻峰	代表着脾、胃、胰的状况	如鼻峰处有断裂状的静脉可见，则说明身体内的血糖水平不稳定	减少精细食物、糖、咖啡和酒精食物的摄入，它们会导致体内血糖水平波动起伏
鼻尖	代表着心脏情况	鼻尖呈红色或紫色可能是血压偏高，也可能是食物中盐和酒精摄取过多	经常测量血压，少饮酒精类饮料，少吃盐

指甲状况与疾病的联系

健康的指甲色泽粉红。把10个指甲在强光下观察，手指上下移动，指甲表面有闪耀反射，那就表示人体处于健康状态。

值得注意，指尖信号性条纹，将会显现在10个手指甲上，单独出现并不能作为诊断的依据，这有可能是其他原因引起单个指甲病变。当10个指甲上都出现下列症状时，就要引起注意。

◎ 指甲表面出现棕色的纵纹或纵裂，由指尖向指甲根部延伸，可能患有肠道炎症病变、维生素缺乏、缺铁等症。

◎ 指甲部分发白可能缺锌；普遍发白可能存在贫血。

◎ 指甲上出现棕黄色的纹纹至指甲尖部，是肝有疾病的信号。

◎ 指甲上出现多处麻坑样小坑内陷，多半是银屑病的表现。

◎ 指甲下面见到有暗红紫色血斑，可能患有紫癜、血液病等。

◎ 指甲向内凹陷，形同羹匙状，可能存在糖尿病、贫血、甲状腺功能亢进或营养不良等症。

◎ 手指肿胀且指甲上有紫晕，可能存在肺部疾病。

◎ 指甲变薄变脆，甚至裂开，可能存在呼吸系统或循环系统疾病。

依气味推测疾病

现代医学证明，当人体在某种疾病状态时，身体会散发出一些特殊的气味。这些气味大多出自排泄物及呼吸道、消化道、泌尿道等部位。根据人体散发出来的气味，可以推测疾病。

◎ **金属味** 长期接触一些有毒的重金属，发生重金属中毒时，口腔内有一股金属味。

◎ **烂苹果味** 常见于糖尿病患者。糖尿病患者病情恶化时，由于产生大量酮体，口中便会散发出一种烂苹果样的气味。

◎ **酒窖发霉味** 可见于伤口被细菌感染的患者。

◎ **汗液有酸味** 可见于风湿病。

◎ **酸臭味** 可见于消化不良，因胃有积食，呼出的气味常有酸腐味。

◎ **烤面包味** 可见于伤寒症患者。

◎ **鸡毛味** （如刚拔下来的鸡毛味）可见于麻疹患者。

◎ **陈啤酒味** 可见于淋巴结核患者。

◎ **生肉店味** 可见于黄热病患者。

◎ **苦杏仁味** 口中有此气味，提示可能是氰化物中毒。

◎ **氨气味** 可见于肾炎患者。当肾功能衰竭时，由于不能正常代谢，体内肌酐、尿素氮含量增高，口中或尿液中有一股特殊的氨气味。

◎ **腥臭味** 肺脓疡、支气管扩张合并感染时，病人除咳吐大量脓痰外，呼气中常带有一种难闻的腥臭味。

◎ **霉臭味** 口中常有此味，提示肝脏有疾患。严重肝病的患者连呼出的气中也有此味，称为"肝臭"。

◎ **花生味** 口中有此气味，提示可能误服了某些毒鼠药。

◎ **大蒜味** 可见于有机磷农药中毒或误服灭鼠药磷化锌者。

◎ **灰尘味** 如果呼出的是灰尘气味，则提示可能为严重的营养失调。

◎ **腐臭味** 口中出气臭秽，有腐败味，多属胃热偏盛所致的口腔疾患，如牙周发炎、溢脓、口腔糜烂、龋齿的龋洞中有食物残渣嵌入腐败发酵等，均可有这种气味。此外，消化道溃疡的患者有时也会出现口气腐臭。

哪些体征变化需小心

⊕ 体重快速减轻

您的饭量未有变化，但忽然间明显消瘦，这可能是重病的先兆。如果您是一位女士，妇科疾病这时也可能正在向您袭来。

⊕ 头痛难忍

假如您过去从未像目前这样头痛难忍，这可能是脑溢血的信号，您应毫不迟疑地求医诊治。动脉瘤虽然少见，但也不能排除这种病发作的可能性。

⊕ 大便发黑

黑色大便是消化道出血的表现，其后果比较严重，这是许多重病来袭的不祥之兆。遇到这种情况，须尽快查明原因。救治越快，延长生命的希望就越大。

⊕ 头颈部剧痛，并伴有高热

如果您体温很高，头部剧痛，颈部僵硬或出现进行性嗜睡，您就必须马上去看医生，这时您有可能患细菌性脑膜炎。

⊕ 其他体征变化

语言含混不清、乏力、四肢无力、饮水呛咳、耳鸣、肢体麻木这些都是脑卒中发作的先兆症状。

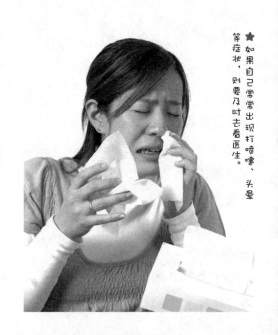

★ 如果自己常常出现打喷嚏、头晕等症状，则要及时去看医生。

❤ 疾病自测莫惊慌

在本篇章，大家学习了不少疾病自测的知识。一旦感到自己身体某一部位不适，便可找某些大病的早期信号相比照，自觉"对号入座"。但人体有些"毛病"其实不是病理状况，是人体的正常现象，对这些现象大可不必惊慌。

➕ 变换体位性眩晕

从蹲位或坐位起立，有时会感到一阵眩晕。这是由于体位改变，血压一时未能跟着调节，引起一时性大脑供血不足而出现的现象。

➕ 叠腿时浮腿跳动

当人把一条腿放在另一条腿上（即跷二郎腿）时，会感到上面的腿（浮腿）轻微跳来跳去。这是因为大腿、小腿交界处的后方，有一条比小指还要粗的动脉，人在叠腿时，上面腿的动脉正好压在下腿的膝盖上，动脉的跳动使上腿发生轻微的上下移动。

➕ 关节摩擦声

在活动手脚时，关节有时像缺少润滑油似的发出咯咯响声，这是关节间的摩擦声，只要在发出响声时没有疼痛不适的感觉，就属于正常现象，不必过分担心。

➕ 飞蚊症

有些人在睁眼或闭眼时，感觉有蚊子在眼前飞来飞去，这种现象称为"飞蚊症"。它是一些从眼球内视网膜或者透明的晶状体组织剥落下来的细胞或微细纤维，随眼球的移动而漂浮不定。这是一种退行性变化，并无害处。若"飞蚊"数量突然增多，可请眼科医生检查。

➕ 鼻肺反射

人在左侧卧位时，左侧鼻孔内腔关闭，只能经右鼻孔呼吸；右侧卧位时右鼻孔关闭，只能左侧通气。这是因为，人在一侧卧位时，下方的肺组织受到纵膈的压力，人体通过一种称为"鼻肺反射"的调节机制，使下方鼻甲和鼻腔的血管扩张，血流瘀滞，软组织容积加大，因而使下鼻腔闭塞暂不能通气，属于正常现象。

➕ 腹主动脉跳动

经常有人陈述，在肚子上能摸到一起一伏跳动的"块儿状物"，空腹时跳动更明显。这是有些人闲来无事自摸肚子时发现的；还有一些人因有"烧心"、泛酸等腹部症状，自己检查肚子时发现这种跳动的。经过治疗，原先的症状已经消失，而跳动的"块儿"却依然存在。实际上，这跳动的"块儿"是人的腹主动脉。腹主动脉是腹腔中最粗的一根血管，只要稍加注意，每个人都可以在腹部触摸到它的跳动，尤其是体形偏瘦的人。

突发性喷嚏

喷嚏并非都是感冒引起的，多数情况下它是人体排除鼻内异物的一种本能反射。有时某些强烈的外界刺激甚至阳光都能引发连续喷嚏，这种喷嚏并无大碍。

耳内血管杂音

有人在侧卧位时可听到被压的耳朵内发出"刷、刷"的声响，当耳轮折向前方盖住耳孔时声音更加明显，这实际是听到自己的耳内血管杂音。当耳道与折回的耳轮形成封闭的小室时，就构成了一个共鸣腔，耳部血管的杂音就会更大。

睾丸蠕动

有的"患者"来看病，述说自己的症状是：在洗澡时发现自己的睾丸动个不停。其实，这是一种正常的生理现象，称为睾丸蠕动。在人的睾丸外面，像网兜那样包绕着几层很薄的肌肉，称为提睾肌。当提睾肌收缩时就会牵动睾丸发生移动。提睾肌实际上是腹部肌肉向下延续的部分，为了保持人体平衡，腹肌需要经常调节自己的紧张度，提睾肌也随之收缩，睾丸于是就动个不停。有趣的是，一个人越关心自己的睾丸蠕动，在低头看睾丸时腹肌就越紧张，提睾肌带动睾丸活动的范围也就越大。

腹侧阵发性疼痛

有些人在走路或跑步时，腹侧突然剧烈疼痛。这种疼痛主要是由横膈痉挛所致，虽然疼痛难忍，但一般并无危害。如果运动前准备活动不够或运动过剧，则会引起横膈痉挛，只要休息一会儿，疼痛会自动消失。

突发性肢体抽筋

有的人在睡觉时突然发生某一侧肢体抽筋或疼痛难忍，不能活动。这主要是由于肌肉痉挛所致。只要过一会儿即可恢复，没有危险。但要预防游泳时抽筋，因此，在游泳前要做好充分的准备活动，一旦发生抽筋，应学会自救。

★ 医生提醒大家：某些症状是人体的正常现象，而不是病理状况，对这些症状大可不必惊慌。

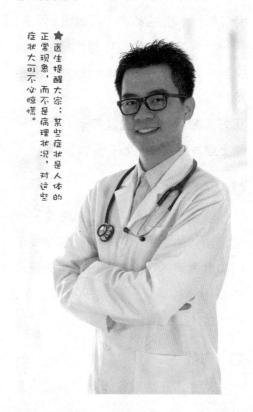

哪些疾病易在夜晚发作

不少疾病容易在晚间诱发或加重，有下列疾病的人群及其家人应该特别注意。

♥ 哮喘

由于夜间呼吸中枢敏感性下降，会诱发风湿性心脏病患者肺部出现瘀血，导致阵发性夜间呼吸困难。哮喘患者则会激发其持续性哮喘发作。因而，对于夜间的防护甚为重要。

♥ 睡眠危象

在夜间，正常人或多或少会出现几次呼吸暂停。但如果在一晚上连续出现30次以上，伴随血中氧气饱和度下降和心血管机能严重紊乱易引起猝死。中年男性体质肥胖者如果睡觉时鼾声沉重，且经常被憋醒，最好到医院做一次全面检查。

♥ 胆绞痛

患有胆结石的患者多在晚餐进食肥腻食物之后的半夜发病。因为脂肪可促进胆汁分泌，刺激胆囊收缩。当人平卧时，胆囊的口朝下底朝上，胆囊里的结石容易滑入胆囊颈部，堵住胆汁的出路，使胆汁排出受阻。病人会突然出现上腹部疼痛、高热、寒战、大汗淋漓、面色苍白、恶心呕吐，若出现这些症状则必须立即治疗。

♥ 胃及十二指肠溃疡

人在睡眠状态下，体内迷走神经张力显著增高，使胃酸分泌增加，引起病人嘈杂、泛酸、恶心、疼痛等症状，甚至溃疡面血管破裂性胃出血。因此，入睡前服用抗酸药或碱性食物是大有好处的。

♥ 癫痫

该症状多见于初发者，当人刚入睡或刚睡醒时，大脑皮层对异常放电的控制能力减弱，所以容易出现癫痫发作的情况。而多次发作后则无此规律性。

♥ 脑血栓

夜间由于血液速度缓慢和血液黏滞度增高，血液中的一些成分容易发生凝集，形成栓子，引起脑栓塞。有人一觉醒来，出现半身不遂，原因即在于此。

另外，高脂血症、雷诺氏病、出血性紫癜、血管性头痛等症状多在夜晚出现加重的程度。

♥ 心绞痛和心肌梗死

有症状或无症状的冠心病患者，均有可能出现心绞痛和心肌梗死的情况。这多数是由于夜间迷走神经亢进，加重了冠状动脉供血不足。另外平卧时回心血量增多，心脏功能负担加重等也是一方面原因。

💓 为什么疾病多在夜间发作

据专家介绍，一些年老体弱或患有严重疾病的患者，常常在夜间离开人世，同时夜晚也是一天中发病及死亡的好发时刻，大约占总发病及死亡人数的76.1%。夜晚，为什么是疾病发作的温床？有以下几点：

➕ 睡眠时生理功能的变化

睡眠时人体生理功能会发生一系列变化，如感觉功能减退，呼吸、心率减慢，血压降低，血液中二氧化碳结合力上升，呼吸中枢对二氧化碳敏感性减弱，肺通气量减少等。这种变化，正常人能很快适应，而对患者、年老者则具有一定的危害性。

➕ 夜晚迷走神经兴奋性增高

夜间，大脑皮质以抑制为主，器官进入休息状态，这时专门管理内脏活动的迷走神经便趁机兴风作浪。

迷走神经能使气管、支气管的平滑肌痉挛，并使支气管黏膜分泌物增多，堵塞支气管，从而造成缺氧及哮喘发作。

迷走神经兴奋性增高也是引起咳嗽反射的主要原因。

迷走神经兴奋还可使营养心脏的冠状动脉收缩，造成供血不足而引发心绞痛，甚至心肌梗死。同时使血液流动减慢，使脑血管形成血栓。

另外，迷走神经还会使胃的蠕动加强，消化液分泌增加，胆囊收缩，胆汁、胰液分泌增加，使肠绞痛、胃溃疡、胆胰疾患容易发作。

➕ 人体内有些激素有昼夜节律性

人体内有些激素是周期性分泌，具有一定的昼夜节律性，如促肾上腺皮质激素、肾上腺皮质激素、生长激素、泌乳素、松果体素等，这就是生物钟现象。

★人体内有些激素是周期性分泌的，具有一定的昼夜节律性。

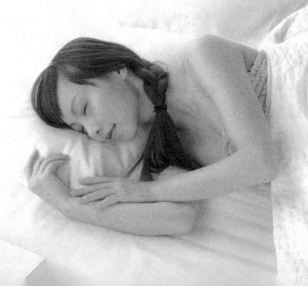

其中，促肾上腺皮质激素及肾上腺皮质激素，在正常生理状况下，每天清晨睡醒或活动开始时（早晨8点以前）浓度最高，以后逐渐下降，至半夜最低。肾上腺皮质激素在人体生理活动中具有重要作用。如肾上腺皮质激素中的糖皮质激素能相对抑制肌肉中糖的利用，使血糖增高，维持人体正常生理功能。另外，糖皮质激素对人体的免疫细胞如淋巴细胞、吞噬细胞等有再分布作用，能抗过敏、抗毒素、抗炎症。

当夜半时分，激素浓度较低时，上述功能如果不能得到充分发挥，则不利于病情的控制。

患者都需要卧床休息吗

并不是所有的患者都要全天卧床休息，也就是说，休息并不是都有利于康复。所以当朋友、亲人殷切地向您说"好好养病，注意休息"时，需要根据自己的病情定夺。

肌肉萎缩和肌力减退是过度休息最常见的后果。健康的人如果卧床1个月以上，肌纤维横断面积可减少10%～20%，2个月后减少约50%。卧床3～5周肌力下降可达50%。在临床上无论是卧床、骨折固定或神经瘫痪后的患者，普遍有不同程度的骨质疏松。中老年人的骨质疏松与缺乏体力活动有着密切联系。

另外，有下列疾病的人群不宜长期卧床休息。

⊕ 呼吸系统疾病患者

呼吸系统疾病的患者认为病情发作时卧床休息可以减轻呼吸困难。其实卧位时的肺通气和血液灌流比例容易失调，结果使肺泡气体与血液之间的交换受限，同时卧位时横膈的活动受到限制。另外长期卧床还可能导致肺炎的发生率增高。

⊕ 心血管疾病患者

许多心血管疾病患者担心体力活动会导致心肌破裂或加重心脏损害，发病时习惯卧床休息。其实，卧床休息数小时后尿量会显著增加，会导致血容量减少，血液黏滞度增高，反而会使心绞痛、血栓性脉管炎、静脉血栓发生或发作的概率明显增加。心血管疾病常在夜间发作，在一定程度上也是因为长时间的卧床休息引起的继发反应。

医学版"周公解梦"

科学家发现如果经常做奇特而惊险的恶梦可能预示着人体某种疾病。这是因为，疾病初起时，病理信号常很微弱，当人处在清醒状态时，由于自身的调节以及外界各种强大刺激的干扰，这种微弱的病理信号难以传递至人的指挥系统。而入睡后，自身调节和外界影响均下降到最低限度，大脑指挥系统处于休息状态，但病理信号仍然照常传入，从而使大脑相应部位产生兴奋灶，出现各种与疾病部位和性质相关的噩梦。

国外一些研究梦与疾病的专家发现，一些常见病，如流行性感冒、扁桃体炎、急性中毒、急性阑尾炎、支气管炎、休克性肺炎等，多在发病前一夜或数夜前出现多梦，并且梦的内容常与疾病有关。

如黄疸患者，在消化紊乱症状产生前1个月左右，常做与饮水、进食相关的梦；肺结核患者，在明显症状产生前1~2个月时多梦；高血压患者，在出现明显症状前2~3个月多梦；脑瘤患者，在发病的前1年出现多梦。常见的"预兆梦"有：

◎ 经常梦见自己被关在暗室中，且感到呼吸困难，或胸部受压，或身负千斤重担而远行，常提示肺部或呼吸道存在病变。

◎ 经常梦见自己与火打交道，如大火燎原，人受其灼，提示可能患有高血压病。

◎ 经常梦见自己与水打交道，如洪水泛滥，人淹其中，提示肝胆系统可能存在病变。

◎ 经常做腾云驾雾、面貌狰狞的噩梦，提示循环系统或消化系统可能存在病变。

◎ 经常梦见有人或怪物敲打你的头部，或向五官七孔内灌、挖东西，提示可能患有脑部肿瘤或神经系统疾病。

◎ 经常梦到耳旁喇叭高鸣，或子弹、箭簇从头部穿过，提示头部可能存在病变。

◎ 经常梦见有人卡其咽喉，或在睡梦中觉得咽喉被鱼骨鲠住，时而又觉得有叉子插进咽喉，提示咽喉部可能存在病变。

◎ 经常梦见后面有人追赶，想叫而叫不出，提示存在心脏冠状动脉供血不足。

◎ 经常梦见身体歪斜或扭曲，并伴有窒息感，而后惊醒，可能是心绞痛发作的先兆。

◎ 经常梦见有人从背后踢你一脚或刺你一刀而惊醒，醒后又感到被踢和刺的部位疼痛，提示腰部和肾脏可能有潜伏性病变。

◎ 经常梦见自己吃腐烂食物，醒来时嘴里还有某种苦涩味道，或梦中感觉非常饥饿，或腹中胀痛，提示可能患有胃肠疾患。

◎ 经常梦见想小便又难寻厕所，或梦见有性生活，提示可能患有内分泌系统疾患。

◎ 经常梦见自己的双腿或一条腿沉重如石，无法走动一步，提示腿部可能存在病变。

◎ 做了梦，清晨醒后记忆很清楚，说明神经衰弱或体质减弱。

◎ 经常梦见从高处跌下，但落不到地上便被惊醒，提示可能存在隐匿性心脏病。

❤ 哪些人群易患癌症

➕ 常饮热浓茶者

医学研究发现，经常饮用高温（80℃以上）茶水有可能烫伤食道，而浓茶中的鞣酸会在受损伤的部位沉积，不断刺激食管上皮细胞，使之发生突变，而突变细胞大量增殖后可能发展为癌组织。

➕ 高血压患者

美国医学界对30多万名男子的临床研究表明，高血压患者的癌症罹患率和死亡率为血压正常者的2倍多，并预言未来20年的癌症死亡率可能与血压高成正比。这并不是说高血压直接导致癌症，而是两者的发生有某些共同机理，如肥胖、嗜酒、吃盐过多等，这些因素既可使血压升高，也可诱发癌症。

➕ 经常憋便者

尿液中有一种可以致癌的物质，会侵害膀胱的肌肉纤维，促发癌变。故专家主张最好每小时排尿一次，以减少膀胱生癌的可能性。大便中有害物质多，如吲哚、硫化氢及其他致癌物，经常刺激肠黏膜会导致癌变。故防范之举是每天定时排便，出现便秘应积极治疗，以保持大便畅通。

➕ 过敏体质者

美国科学家调查了近4万人，发现对药物或化学试剂等过敏的人比无过敏史者易患癌。如有过敏史的女性患乳腺癌的危险性比正常人高约30%，有过敏史的男性罹患前列腺癌的概率比正常人高约40%。

➕ 经常熬夜者

虽然癌症的发病机制至今未彻底弄清，但有一点可以确定，即睡眠不好是其危险因素之一。因为癌细胞是正常细胞在裂变过程中发生突变而形成的，而夜间又是细胞裂变最旺盛的时期。睡眠不好，使细胞裂变突变率增高。熬夜者为提神而吸烟、喝咖啡，则易使更多的致癌物侵入体内。

➕ 肥胖者

哥伦比亚大学的研究资料显示，肥胖女性发生结肠癌的危险性比一般女性高2倍左右。美国癌症中心报告，腰部以上肥胖的女性患乳腺癌的可能性要高出正常者4～6倍。

➕ 维生素缺乏者

瑞士专家认为，体内保护性维生素含量低的人易患癌症。如维生素A缺乏者患胃癌的危险会增加约3.5倍，患其他癌症的危险增加2倍多；维生素C缺乏者患膀胱癌、食道癌、肾上腺癌的危险增加约2倍；在体内维生素E含量不足的人群中，唇癌、口腔癌、咽癌、皮肤癌、宫颈癌、胃癌、肠癌、肺癌等患病率均高于正常者。

➕ 胆固醇过低者

胆固醇过高是冠心病、脑卒中的危险因素之一，于是不少人想方设法地降低胆固醇。其实，胆固醇是人体不可缺少的营养物质之一，也是抵抗疾病的生力军，并非越低越好。英国研究人员的报告称，中老年女性死亡的一个重要危险因素就是胆固醇过低，尤其是低于5毫摩尔/每毫升血液时危险最大。

➕ 拒饮酸奶者

酸奶中含有活性很高的乳酸菌，如嗜热链球菌，能减少人体对脂肪的吸收。每天饮用酸牛奶，可增加人体免疫球蛋白的数量，增强人体免疫功能，可以降低乳腺癌发病的风险。

➕ C型性格者

C型性格，有人也称之为"癌症性格""肿瘤人格"，是一种对健康十分有害的人格个性。这里的"C"是"Cancer"的字头。其具体表现是：性情压抑，好生闷气，表面上任劳任怨，豁达大度，内心却十分痛苦，怒气冲天；表面上逆来顺受，处处为别人着想，对吃亏、上当不屑一顾，实际却心有不甘，耿耿于怀；遇到矛盾则消极回避，遇到挫折灰心丧气，悲观失望，将烦恼、愤怒、悲痛压在心中，从不向人倾诉。有研究表明，心

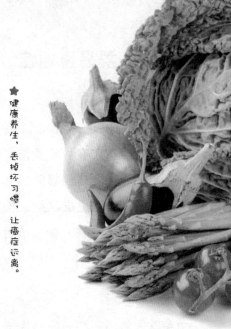

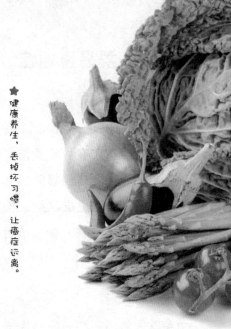

理刺激对躯体有很大影响，能导致人体组织、器官的损伤，神经、内分泌、免疫系统的改变或突变，促进不良细胞的增长，C型心理的持续状态给癌细胞的生成和生长提供了有利条件。调查资料表明，C型性格者患癌症的危险性比一般人高出3倍多。

❤ 常见癌症有哪些早期信号

➕ 大肠癌

凡30岁以上的人出现腹部不适、隐痛、腹胀、大便习惯发生改变，出现便秘、腹泻或者交替出现，有下坠感，且大便带血，继而出现贫血，疲乏无力，腹部摸到肿块，应考虑大肠癌的可能。其中沿结肠部位呈局限性、间歇性隐痛是结肠癌的第一个报警信号。下坠感明显伴大便带血，则是直肠癌的信号（大肠癌包括结肠癌

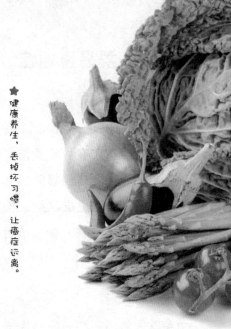

健康养生，丢掉坏习惯，让癌症远离。

和直肠癌）。

⊕ 肝癌

早期肝癌多无特异性症状，如有，也多是癌前疾病的一些复杂表现。但是如果慢性肝炎或肝硬化的患者，右上腹或肝区出现刺痛或疼痛加剧、身体不适、食欲减退、进行性消化不良、伴有顽固性腹泻及体重明显下降时，应高度警惕。

⊕ 食管癌

吞咽食物有迟缓、滞留或轻微哽噎感，可自行消退，但数日后又出现，反复发作，并逐渐加重，甚至饮食、饮水困难。或在吞口水或吃东西时，感觉胸骨有定位疼痛。平时感觉食管内有异物且与进食无关，持续存在，喝水及咽食物均不能使之消失。这些则是食管癌的信号。

⊕ 白血病

发热、出血、贫血是白血病（急性）的三大早期症状。发热为 $37.5 \sim 38.5℃$ 常提示有感染，如皮肤、呼吸道、肠道、口腔、泌尿系统等部位炎症。

出血可发生在任何部位，但以皮下、口腔、鼻、牙龈等处为常见。出血程度可由瘀点、瘀斑以致口、鼻腔大出血。

约60%以上的白血病患者都会出现贫血症状，原因是血红蛋白减少，导致组织和器官缺氧。此外，可出现淋巴结肿大和骨关节疼痛，有特征意义的是胸骨轻压痛。

⊕ 胃癌

胃癌的主要征兆是突然出现原因不明的消化不良症状，而且比较顽固、进展快。突出的表现为食欲迅速下降、食后腹部饱胀感及不适感。同时，体重明显下降。或者，过去没有胃痛的人突然出现反复的胃痛，以前虽有胃痛，但近来疼痛的强度、性质、发作的时间突然改变，且原来治疗有效的药物变得无效或欠佳。

⊕ 脑肿瘤

患脑肿瘤的主要表现为头痛和呕吐。头痛很特别，往往是在清晨醒来时头痛最重，起床后可逐渐减轻，以前额、脑后枕部及两侧明显。头痛多伴喷射状呕吐，与进食无关，呕吐后头痛即减轻。

⊕ 宫颈癌

宫颈癌的早期症状主要有以下几方面：性交、排便、活动后阴道点滴状出血、血液混在阴道分泌物中；不规则阴道出血，尤其是停经多年又突然阴道出血；白带增多，呈血性或洗肉水样；下腹部及腰部疼痛。出现上述其中一项以上者都要及时进一步检查。检查重点是不规则阴道出血，接触性出血和白带过多。

➕ 肺癌

肺癌的早期症状可表现为咳嗽，咳嗽特点以阵发性刺激性呛咳为主，一般无痰或只有少量泡沫痰；继发感染时可出现脓痰。如咳嗽经抗炎治疗2周后无改善，应警惕肺癌的可能；若在原有慢性咳嗽基础上出现咳嗽性质改变，甚至伴有"喘鸣""气短"时，应予注意。肺癌的另一警号是间断性反复少量血痰或痰中带血丝。此外，肺癌还会出现胸背痛、胸闷、发热等症状。

➕ 乳腺癌

乳房发生异常性变化，如摸到包块、出现微凹（"酒窝征""橘皮征"）、皮肤变粗发红、乳头变形、回缩或有鳞屑等，伴有疼痛或压痛；非哺乳期女性突然出现单侧乳头流水（乳样、血样、水样液体）等，均应有所警惕，及时就诊、排查。

💙 癌症宜早发现早治疗

由于癌症的病因、发病机制极其复杂，目前尚未完全清楚，大多数肿瘤从病因上预防比较困难。早期发现、早期诊断、早期治疗是提高治愈率、改善预后的关键。据国内外医学资料统计，早期恶性肿瘤患者经正规治疗后，70%～90%可以治愈而实现长期生存，部分患者还可以最大限度地

保留器官、组织。

➕ 特别警惕这些危险信号

◎ 身体任何部位，如乳腺、颈部或腹部出现肿块，尤其是逐渐增大者。

◎ 身体任何部位，如舌头、颊黏膜、皮肤等处没有外伤而发生的破溃，且经久不愈者。

◎ 中年以上女性出现不规则阴道出血或分泌物增多者。

◎ 进食时胸骨后闷胀、灼痛、有异物感或进行性加重的吞咽不顺者。

◎ 久治不愈的干咳或痰中带血者。

◎ 长期消化不良、进行性食欲减退，伴有明显消瘦者。

◎ 大便习惯改变或有便血者。

◎ 黑痣突然增大或有破溃、出血，原有毛发发生脱落者。

◎ 鼻塞、鼻出血、单侧头痛伴有复视者。

➕ 如何进行医学诊断

早期诊断除了患者本人对癌症早期症状的警惕外，还可以进行必要的辅助检查。

血、尿、便检查及超声、CT、MRZ等是较常见的辅助检查。其中血液中肿瘤标志物的监测在肿瘤的筛查、早期诊断中有很大意义。某些肿瘤在发生、发展过程中可以分泌某些特定的化学物质，称为肿瘤标志物，检测血液中肿瘤标志物的含量及其变化可以辅助诊断肿瘤。

重视体检是家庭诊疗的第一步

❤ 体检的重要性

说得简单点，体检就是帮助人们发现身体的隐患。对于恶性肿瘤，体检往往能发现早期、尚未转移的"小癌灶"，这时治疗效果是最好的，通过放疗、化疗或手术治疗，可望痊愈。对于慢性病，通过对危险因素的控制，配合健康生活方式，可以预防心、脑血管等慢性病的发生及发展。

人体的结构非常复杂，生病时的症状也不尽相同。一般来说，当身体器官发生病变时，最常出现的症状有头晕、倦怠、全身酸痛、消瘦等。这些症状令人痛苦和焦虑，但是它们又是疾病的警号，是老天给人的警告、提醒。

不过，老天给人的这种"恩惠"却又是不完全的，有些疾病的早期没有症状，一旦出现症状，病情就一发不可收拾了。如肿瘤、心脏病、脑卒中、糖尿病、高血压等，都属于早期无症状而晚期极难治愈的疾病。这些疾病早期无症状或症状很轻微，不易被觉察，一旦发生，很难治愈，并且会给人的身心带来终身的危害。

➕ 体检应何时开始

许多人认为五六十岁开始体检

是理所当然，然而如果能从年轻时就开始做健康检查，才更符合"早期"发现的原理，可收到事半功倍之效。一般来说，30岁之前，最好2年体检1次；30～50岁，最好1年体检1次；超过50岁，最好1年体检2次。如已发现了糖尿病、高血压等慢性疾病，应根据医生建议定期复查。

➕ 体检时没有发现问题，是不是就万无一失了

也不一定！体检是对全身主要器官及其功能的一次大筛检，虽然有可能早期发现某些异常状况，但也有可能只是些似有若无的模糊迹象而无法明确诊断，这时候就应该到医院作进一步检查，以明确诊断。

这种现象在体检中是很常见的。很多疾病在体内是缓慢、持续进行的，比如肿瘤，在早期因体积太小，或血液中生化指标变化太过轻微，就会造成"确实存在于体内，但检查不出来"的窘境。

❤ 正常体检的项目有哪些

➕ 内科检查

包括问诊及体格检查两大部分。

问诊包括以往患病情况、家族史及过敏史。体检检查如血压、心率等的检查，以及心、肺、肝、脾、肾的检查，如听诊检查心脏有无病理性杂音、肺部有无干湿啰音等。约50%的心脏病通过问病史及体格检查即可发现。通过体格检查可了解肝脾大小，有无压痛或肿块。

外科检查

主要检查脊柱骨骼有无畸形、浅表淋巴结有无肿大，女性要检查乳腺有无肿块，男性要检查前列腺有无增生或癌变。

特殊检查

包括心电图、胸片、腹部B超等，这些检查对了解心脏情况、肺部有无炎症或结核、肿瘤以及肝、胆、脾、胰、肾的情况有重要意义。

五官检查

包括耳、鼻、喉、眼及口腔检查，通过专科检查，可以了解鼻、咽、喉及口腔黏膜有无癌变；通过检查视力及眼底，可以查看有无白内障及青光眼等。

化验检查

一般包括尿常规、便常规和血常规，以及肝功能、肾功能、血糖、血脂等，根据需要也可以查肿瘤标志物，以筛查肿瘤。

涂片检查

女性要查妇科，了解有无宫颈癌，可进行防癌涂片检查。做宫颈涂片可以发现最早期的癌前病变。癌前病变通过及时的治疗，有利于避免病情继续发展。

★定期进行健康体检可以随时掌握自己身体的情况，建立自己的健康档案，若有病症提早发现并及时采取对策。

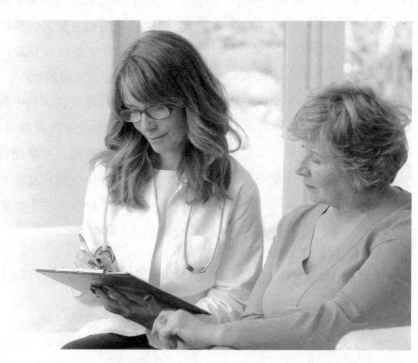

体检项目 和	体检目的
脉搏、血压、身高、体重等	通过脉搏、血压了解心脏、血管功能；了解身高、体重等基本保健的指数
血常规	通过血红蛋白、平均红细胞体积等了解是否有缺铁性贫血等；通过白细胞数，检查有无血癌（白血病）、炎症等；通过血小板计数了解凝血情况
尿常规	通过尿比重、尿蛋白、潜血等检查有无肾炎及初步了解肾功能；了解尿糖酮体等辅助诊断糖尿病及了解糖尿病控制水平；通过尿胆元，协助诊断黄胆、肝炎、溶血；通过尿白细胞检查有无泌尿道炎
粪便常规	了解是否有胃肠道出血；了解肠道情况，如有无菌痢、肠炎
粪集卵	通过大便集卵了解是否有蛔虫、肝吸虫、钩虫等，指导驱虫治疗
肝功能	通过转氨酶变化，了解是否有肝炎、肝硬化、肝癌晚期等病；通过总胆红素，了解肝胆道阻塞及急性溶血性疾病及全身营养状况
肾功能	通过尿素氮了解是否有肾炎、肾病综合征、尿毒症情况；通过尿酸了解是否有痛风症，及时指导饮食
尿红细胞形态	通过新鲜尿液中红细胞形态的变化，了解血尿的来源，揭示肾炎等，其价值比尿常规及潜血更能反映肾疾病
乙肝表面抗原HbsAg	了解是否有感染乙型肝炎病毒
乙肝两对半	通过乙肝抗原、抗体检查，诊断是否存在大三阳、小三阳情况，反映乙肝病毒处于复制传染性强或处于低水平复制或病毒基本停止或感染后恢复期
甲胎蛋白	可以用甲胎蛋白（AFP）的值，作为早期肝癌诊断的标准
肝炎病原学	通过肝炎病原学的进一步分类分型，明确了是否存在甲型肝炎、丙型肝炎、戊型肝炎、丁型肝炎、庚型肝炎的感染，指导各型肝炎治疗
血脂分析	通过血脂分析测定了解体内总胆固醇、三酰甘油、高密度脂蛋白、低密度脂蛋白及载脂蛋白等在体内的水平，了解冠心病及血管硬化的危险水平

重视养生调理是家庭诊疗的第二步

💗 跟着季节来养生

➕ 春季

当春归大地之时，冰雪已经消融，自然界阳气开始升发，万物复苏，柳丝吐绿，世界上的万事万物都出现欣欣向荣的景象，"人与天地相应"，此时人体之阳气也应顺应自然，向上向外舒发。因此，春季养生必须掌握春令之气升发舒畅的特点，注意保护体内的阳气，使之不断充沛，逐渐旺盛起来，凡有耗伤阳气及阻碍阳气升发的情况皆应避免，这个养生原则应具体贯穿到饮食、运动、起居、防病、精神等各个方面去。

◎**三月** 为使皮肤迅速恢复活力，可适当做做面部按摩，这不仅可以恢复肤色，而且有助于祛除表皮代谢掉的死细胞。

◎**四月** 最好不要吃油腻或高糖等高热量食物，同时应多做体育运动，以减轻春节以来增加的体重。

◎**五月** 最好不要浓妆艳抹和穿紧身衣，要给皮肤以自由呼吸的机会。在这个时节，可适当增加些运动量较大的体育项目，以增强体质，如长跑、打球、登山等。

➕ 夏季

在一年四季中，夏季是一年里阳气最盛的季节，天气炎热而生机旺盛，对于人体来说，此时是新陈代谢旺盛的时期，在盛夏防暑邪、在长夏防湿邪。同时又要注意保护人体阳气，防止因避暑而过分贪凉，从而伤害了体内的阳气，即《黄帝内经》里

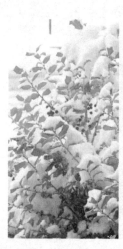
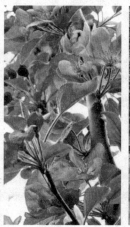
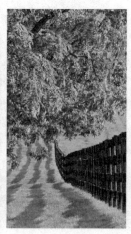
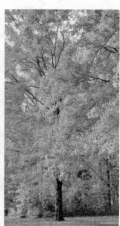

所指出的"春夏养阳"，也就是说，即使是在炎热的夏天，仍然要注意保护体内的阳气。

◎ **六月** 春夏交替，人体的新陈代谢加快，因此正是洗桑拿浴的好时间。在这个时间，每周洗1~2次桑拿浴，对身体的排毒很有利。

◎ **七月** 应多进行游泳等运动，以锻炼身体和保持身材等。饮食宜清淡，可多喝些绿豆汤、西瓜汁、酸梅汤等，既可消暑又可养颜。

◎ **八月** 由于正处于热季，冷食常诱人们的胃口。因此要着重保护牙齿，最好去医院牙科做常规检查，对有问题的牙要及时进行治疗。

✚ 秋季

秋天阳气渐收，阴气渐长。从秋季的气候特点来看，由热转寒，即"阳消阴长"的过渡阶段。人体的生理活动，随"夏长"到"秋收"而相应改变。因此，秋季养生不能离开"收养"这一原则，也就是说，秋天养生一定要把保养体内的阴气作为首要任务，以适应自然界阴气渐生而旺的规律，从而为来年阳气生发打基础，不应耗精而伤阴气。

◎ **九月** 由于秋季天气干燥，对人体的肌肤很不利，这时可多喝些水，吃些秋梨膏以滋阴润燥，同时最好洗浴后用乳剂擦身。

◎ **十月** 立秋后天气转凉，此时最好到医院做一次每年例行的全面体检，以便及早发现病情隐患并及时治疗，为身体安全过冬做好准备。

◎ **十一月** 秋季易诱发潜伏的老病，但也是进补强身的最佳时机，这时可食用热量较高、富含营养的食物。同时，应当减少夜生活。

✚ 冬季

冷冬虫伏，是自然界万物闭藏的季节，人体的阳气也要潜藏于内。因此，冬季养生的基本原则是要顺应体内阳气的潜藏，以敛阴护阳为根本，由于阳气的闭藏，人体新陈代谢的水平相应较低，因而要依靠生命的原动力"肾"来发挥作用，以保证生命活动适应自然界变化。冬季时节，肾脏机能正常，则可调节机体适应严冬的变化，否则，将会使新陈代谢失调而发病。

◎ **十二月** 在家中应经常用热水泡泡脚，修剪脚趾甲，并用冷霜擦抹表皮及老茧。

◎ **一月** 选一项感兴趣的体育运动，如慢跑、健身操、打网球、骑自行车或做健身器械锻炼等，每星期做3次，这样能增强人的心、肺功能，使全身关节灵活起来。

◎ **二月** 适当地晒晒太阳，不仅能使人感到心情愉快，还能增强人体的免疫功能。

超级养生的黄金按摩法

熨眼

起床前，双手搓热后，把手掌放于两眼之上，这就是熨眼。如此反复熨眼3次，然后用食指、中指、无名指轻轻按压眼球。

此法可养目，使眼睛明亮有神。

按眉

用双手拇指关节背侧按摩双眉，从眉头至眉梢，可稍稍用力，自己感觉略有酸痛为度，可以连续按摩双眉5～10次。

此法可以明目、醒神，常用于眼睛保健及辅疗头痛、头晕、视物不清等。

摩耳

两手掌按压耳孔，再骤然放开，连续做十几次。然后用双手拇指、食指循耳部自上而下按摩20次（拇指在耳郭后，食指在前），再用同样方法按摩耳垂30次，以耳部感觉发热为度。

此法可增强听觉，清脑醒神。

搓鼻通窍

两手掌相对，将双手中指和无名指紧贴于鼻的两旁，自鼻翼两侧向上按摩到鼻根部，然后再返回鼻翼，反复摩擦数十次，至鼻部有温热感为度。然后再用左手或右手中指往返按摩人中9次。

此法有助于通窍宣肺，防治鼻病，预防感冒。

摩掌浴面

双手相互摩擦，搓热后将手伸平贴于面部，然后两手放平，用四指分推至两额角，再用两掌心自上而下摩两颊，最后以中指再次回到鼻翼处为1遍，共摩面20～30遍，以面部微热为度。

此法具有活血、美容、防皱作用。

捶背

双手握拳至背后，自下而上沿脊背轻轻捶打。捶打时，身体可稍稍前倾，至能达到的最高位置时，再自上而下至腰骶部，如此为1次，可连续捶打5～10次。

本法能舒筋通络、行气活血，益肾壮腰，有益于腰背四肢，并能增强脾胃消化机能。老年人常做，可使精气充沛。

按摩丹田

将左手掌心放在丹田（脐下0.5寸处）上，右手放在左手背上，两手同时作顺时针方向旋转按摩10余次，以局部有热感为度，长期坚持按摩。

本法可以增强机体的免疫功能，提高防病能力。并具有减少腹部堆积脂肪、促进消化功能的作用。

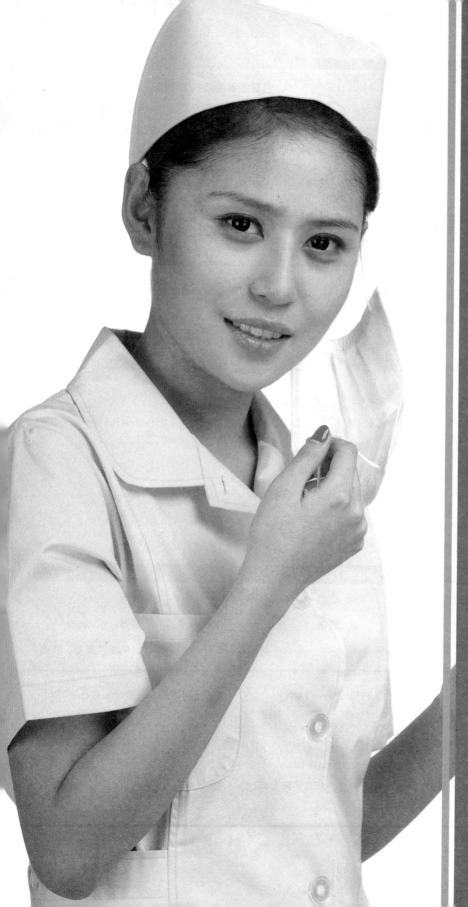

第2章

呼吸系统不适症状和疾病

感 冒

感冒患者的抵抗力下降，如果不及时控制，其他病毒或细菌会乘虚而入，从而引起感冒并发症，甚至可能会引发心肌炎、肾炎等，对人体伤害很大。所以，患了感冒要及时治疗。

自疗还是询医，症状是"裁判"

◎普通感冒

〔自疗〕鼻子或喉咙感觉干燥，频频打喷嚏，出现大量水样鼻涕。

〔询医〕鼻涕逐渐变成黄色、黏稠状，鼻塞。

〔询医〕咽喉痛或咳嗽。有些人会伴有发热，但大部分体温在38℃以下。

◎流行性感冒

〔自疗〕寒战、高热、头痛。

〔自疗〕肌肉和关节酸痛、腰痛、疲乏无力。

〔自疗〕流清涕、咳嗽、咳痰、咽喉痛。

〔询医〕出现腹泻或腹痛等消化系统症状。

〔急诊〕发热时体温会上升到38℃以上，甚至到39～40℃。

● 流行性感冒与普通感冒的鉴别

项目	流行性感冒	普通感冒
发病	急剧	缓慢
发冷、打寒战	严重	轻微
显著症状	全身性症状（发热、全身倦怠、头痛、腰痛等）	上呼吸道症状（鼻涕、鼻塞、咽痛等）
发热	高热（39～40℃）	一般不发热；即使发热，也在38℃以下
全身疼痛（腰痛、关节痛、四肢痛、肌肉痛）	严重	无
脉搏	增加幅度不高；与发热程度相比，略为缓慢	与发热程度相当
眼部症状	球结膜（眼白部分）充血、流泪	无

项目	流行性感冒	VS	普通感冒
鼻、咽炎	于全身症状发生后出现		先出现，且症状明显
白细胞数量	正常或减少		正常
病原	流行性感冒病毒		主要为鼻病毒

➕ 居家调理自疗法

日常生活调理 ⚠

◎ 应该少吸烟或不吸烟。吸烟会损伤黏膜层和肺组织，刺激有炎症的组织，使痊愈更加困难。

◎ 畏寒、颤抖、无汗时，要注意保暖。出汗时要避免直接吹风。

◎ 觉得要感冒时，应该这样做：

• 洗完澡后充分擦干身体的水分，把干毛巾围在颈部；

• 上床睡觉。

◎ 注意保持房间湿度，可防止鼻、咽干燥。如果觉得嗓子酸痛、发痒，可试用盐水漱口，但不要咽下盐水。

饮食调理自疗法 🍴

◎ 感冒时饮食以清淡为宜。胃口差的可以少食多餐。

◎ 饮食要合理，不要暴饮暴食、挑食、偏食、过食辛辣。偏食会造成营养不均衡，致使抗病力下降。过食辛辣、油腻的食物可使内热产生，尤其是儿童，大多是因饮食不合理致内热外感而发病。

◎ 每天至少饮10杯水，这样可以补充因出汗、流涕及呼吸损失的水分。

◎ 忌食生冷、寒凉性食物，如蛏子、河蚌、螺蛳等。水果宜在饭后少量食用。

◎ 大蒜和洋葱含丰富的维生素，又具有抗毒杀菌作用，不妨多吃一些。

◎ 不要喝含酒精类饮料，它们会使患者缺水，并且降低机体抵抗疾病的能力。

◎ 喝热鸡汤，例如乌鸡或火鸡汤。热鸡汤可补充体内所需营养，增强抗病能力。

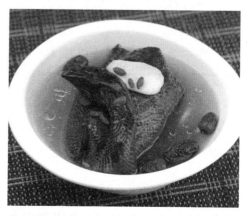

★乌鸡汤是感冒患者的良药，它不仅能补充必须的蛋白质和营养物质，还易于消化吸收，从而提高机体的免疫力，加快康复。

◎ 国外一项研究表明，巧克力的气味能促使男性体内免疫系统产生一种名为"免疫球蛋白A"的强抗体，可帮助人体抵抗感冒等"小毛病"。

营养素调理自疗法

一般来讲，维生素的摄入分为小剂量和大剂量。小剂量即人体每日必需的基础摄入量，如果长期缺乏这个基础量的话，身体就会因缺乏不同维生素而引起各种症状。而大剂量如维生素C，成人每日摄入 1000 毫克（儿童 500 毫克）维生素C可以增强体内白细胞吞噬细菌和病毒的能力，从而增强人体免疫力，尤其是在感冒高发时节，可以预防感冒的发生，相反每日 60 毫克的补充并不能做到这一点。

另外，维生素家族可分为脂溶性和水溶性两种，相对来说，脂溶性维生素（维生素A、维生素D）易蓄积在人体脂肪内，长期过量服用会产生毒性反应。

而水溶性维生素（维生素C和B族维生素）毒性低，可随尿液排出体外，不会导致严重后果。

小偏方自疗法

◎ 糯米50克、葱白7根、生姜末6克，将糯米烧成粥，起锅前投入葱姜闷盖片刻。食粥后宜盖被静躺出汗。

◎ 老茶叶10克、生姜3片，煮汁服用，每日2次。

◎ 白萝卜250克、葱白头7个，煎汁代茶饮用。

◎ 准备5～6厘米的葱白，并将其切成碎末；将半个拇指头大小的老姜磨成汁泥；将橘子皮切成长约3厘米的细条；准备半汤匙的鸡精和一小撮干松鱼。将上述材料放入大汤碗中，然后装入热水加以搅拌，趁热服下后立即就寝。如果症状较轻，隔天早晨就可痊愈。

◎ 在肚脐、涌泉两穴位上撒少许速效伤风胶囊内的药末，外盖麝香止痛膏1张，每日更换。如能在膏药外加温效果更好。涌泉穴位于前脚掌1/3凹陷处。

◎ 酸液滴鼻法：用5%食醋溶液滴鼻，每2小时1次。也可将醋稍加热后熏蒸口鼻，每日3次。

芳香辅助自疗法

◎ 可将大叶桉、冬青、薄荷的新鲜叶子或几滴提取物放在碗里，冲入开水，用一块毛巾盖住头部和碗，形成一个蒸汽帐蓬以鼻吸入其中的蒸汽进行治疗。

◎ 如果有鼻充血，可在加湿器中加入几滴桉树、胡椒或薄荷精油，用蒸汽熏鼻可以缓解症状；如果有哮喘，不要使用蒸汽，可以在手帕上洒几滴上述精油，然后用鼻子吸入就可以了。

◎ 在一盆热洗澡水中加入2滴茶树油，可增强免疫力。但是，茶树油对皮肤有刺激性，所以在一满盆水中加入的茶树油量不要超过2滴。

这些药或许适合你

◎ **寒性感冒** 克感敏、泰诺感冒片、正柴胡饮冲剂。

◎ **热性感冒** 银翘解毒片、羚翘解毒丸、感冒退热冲剂。

其他辅疗法

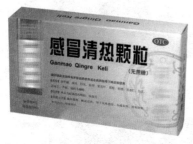

★ 不同类型的感冒应选择不同的感冒药。

在杯中倒入热水，鼻子在上方吸热气有助于缓解感冒引起的鼻塞。

注意事项

◎ 感冒鼻塞时，用力擤鼻涕，可引发中耳炎、鼻窦炎等症。

◎ 儿童感冒慎服感冒通，以免引起过敏反应。

◎ 切记不要吃薄荷糖，因为它会使咽喉干燥。

防治措施

◎ 尽量减少与感冒患者的接触，至少不共用毛巾、餐具、水杯等。感冒病毒在空气中、门把手、纸币或其他物体表面可存活数小时，所以应该勤洗手。

◎ 保持乐观心情，从而增强免疫系统活力。

◎ 保持室内湿度，可防止鼻、咽干燥。可以通过使用加湿器来湿润环境。

◎ 保持室内空气新鲜，视天气增减衣服也非常重要。

◎ 平时多饮水。多饮水可以预防感冒，这是因为身体通过水液代谢，可以排出体内一些毒素，减少毒素蓄积而降低生病概率。

◎ 生活要规律。生活规律对保持身体健康非常重要。有的人经常加班工作又没有得到及时的休整，长此以往则使人体抵抗力下降，轻则经常感冒，重则患上其他慢性病。

◎ 加强体育锻炼，提高机体的抗病能力，以减少患上感冒的概率。

◎ 家中应备常用药，以便有轻微感冒症状时服用。

咳 嗽

咳嗽常见于上呼吸道感染、支气管炎、支气管扩张、肺炎、肺结核等疾病，是人体的一种保护性反应，因为借着咳嗽可以排出外界侵入呼吸道的异物及呼吸道中的分泌物。

自疗还是询医，症状是"裁判"

〔自疗〕感冒引起的轻微咳嗽。

〔询医〕咳嗽持续1周以上。

〔询医〕咳出黄绿色痰、粉红色痰或铁锈色痰。

〔询医〕长时间持续咳嗽并伴有声嘶、咽痛、气短、喘息、胸痛、胸闷、发热等症。

居家调理自疗法

日常生活调理

把枕头垫高20厘米，可以防止痰液积聚以及胃内容物返流到食管，从而缓解咳嗽症状。

饮食调理自疗法

◎ **喝甘草茶** 甘草（草药）的甜味能缓解咳嗽及咽部不适。研究表明，它能抑制咳嗽中枢。在一杯开水里加入半匙甘草根泡上10分钟就能沏一杯甘草茶。10分钟以后滤出茶水，晾一会儿再喝。一天喝3次，不要超量，一个疗程不要超过两个星期，特别是对那些血压有些高的人来说更不能超过上述的量。

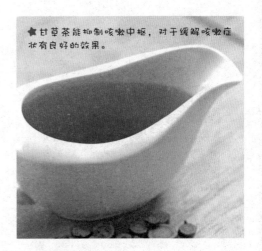
★甘草茶能抑制咳嗽中枢，对于缓解咳嗽症状有良好的效果。

◎ **喝胡萝卜汁** 在一杯新鲜的胡萝卜汁里滴几滴菜油，然后不时地喝上一口。胡萝卜富含维生素A，可加强呼吸系统的抵抗力并止咳。菜油能起到润滑和放松嗓子的作用。

◎ 忌食生冷食物，多喝热茶。

◎ 忌食发性食品，如酒酿、蟹、海鲜等。忌食肥肉以及过甜、过咸的食物。

◎ 饮用大量的水，每天饮水4～6大

杯。摄取大量的水分有助于稀化黏痰，使其容易咳出。热水或白开水均可。尽量避免饮用含有咖啡因或酒精的饮料，因为这些饮料有利尿的作用，会导致出量大于入量。

 小偏方自疗法

◎ 玉米须30克，陈皮10克，加水煎服。

◎ 花生、大枣、蜂蜜各30克，加水煎服，每日2次。

◎ 莲子、银耳各15克，冰糖30克，加水煎服。可用于辅助治疗肺燥咳嗽、痰中带血丝等病症。

◎ 洋葱加蜂蜜可以化痰。方法是将洋葱切成薄片，放在一个深的容器里，在上面倒满蜂蜜，放置10～12小时后即可服用。每次服1平匙，1天4～5次。

◎ 取大蒜数瓣捣烂成泥，敷于足底中线前1/3中间凹陷处的涌泉穴，外贴麝香解痛膏，每晚更换。

◎ 红皮萝卜切丝拌以适量麦芽糖，搁置一夜，取汁频频饮用。

◎ 甜杏仁10克研成细末，加入蜂蜜30克，调匀后用开水冲服，每日2次。

◎ 生萝卜150克、葱白6根、生姜15克，煮汤喝（适于寒性咳嗽）。

按摩自疗法

◎ 有时咳嗽可导致背部肌肉收缩甚至痉挛，按压尺泽穴可缓解疼痛。手掌向上，手肘弯曲时，在肘内关节会浮现硬筋，尺泽穴就位于这条硬筋的拇指侧凹陷处。

◎ 按压天突穴能产生较强烈的咳嗽反应，促使痰液咳出。天突穴位于胸骨上端凹陷中。

◎ 按掐两耳耳垂后凹陷处的翳风穴，每日数次，每次1～3分钟，有止咳的作用。耳垂后方有一块突起的骨骼，翳风穴就位于此骨骼前方的小凹陷中，左右各一个。

 芳香辅助自疗法

在咽、胸部涂桉树或没药精油，可缓解呼吸困难、减轻咳嗽、提高睡眠质量。

 这些药或许适合你

川贝止咳露/祛痰灵糖浆。

 注意事项

◎ 咳嗽痰多时忌滥用镇咳药，否则可能会造成痰液不能及时排出，细菌滋生，导致肺炎等病变。

◎ 频频服用含薄菏油等有清凉感的止咳药水，虽可一时感到舒适，但会引起不良反应。

支气管炎

支气管炎分急性和慢性两种。急性支气管炎往往是在病毒感染基础上继发细菌感染引起的支气管黏膜急性炎症。病程较短，往往不会超过一个星期。慢性支气管炎病情持续时间较长，反复发作，随病程进展发生严重并发症，一般需要找医生治疗。

自疗还是询医，症状是"裁判"

◎急性支气管炎

〔自疗〕咳嗽、咳痰。

〔询医〕胸闷，憋气，过度换气。

〔询医〕寒颤、咳嗽、发热加剧，痰量增加并呈脓性。

◎慢性支气管炎

〔自疗〕间断咳嗽，痰白；或咳出黏痰后咳嗽可减轻。

〔询医〕喘息，有时急促，甚则气短、憋闷。

〔询医〕咳嗽非常持久或严重到影响睡眠及日常活动。

〔询医〕转为脓痰或黏液脓性痰，或痰量明显增多并伴有痰中带血。

〔询医〕咳、喘、痰症状中任何一项加剧。

居家调理自疗法

日常生活调理

◎ 当感到浑身酸痛、疲乏时，是身体在告诉你它需要停下来休息了。此时最好听从身体的劝告好好休息一下。

◎ 对于急性支气管炎患者，需避免劳累、受凉。虽然不需要卧床，但也不要使自己过度疲劳。可使用喷雾剂或热蒸汽吸入。

◎ 对于慢性支气管炎患者，避免接触染料、烟尘、粉尘和感冒患者，注意保暖，预防感冒；适当锻炼，增强体质。

饮食调理自疗法

◎ 多饮水，降低痰液黏度，利于痰液排出。

◎ 按时进餐，每餐可适量多吃一些豆制品与蔬菜，如白萝卜、胡萝卜及绿叶蔬菜等清淡易消化的食物；多吃一些具有止咳、平喘、祛痰、润肺、健脾功效的食品，如白果、胡桃肉、枇杷、柚子、山药、栗子、百合、海带和紫菜等。

◎ 忌烟酒，忌吃生冷、过咸、辛辣、油腻等有刺激性的食品，以免加重症状。

◎ 草药毛蕊是金鱼草属植物家族的一员，能减少支气管与肺里的黏液。可沏一杯毛蕊茶，方法如下：在刚开的一壶热水里加入2匙干的毛蕊叶，泡上10分钟，然后滤出茶水放凉一点再喝。一天喝3次。

◎ 研究表明，维生素C能减轻病毒的威力，缓解支气管炎症。有研究认为维生素C治疗支气管炎与抗生素疗效相似，在症状初起时可以每天服一定剂量维生素C，连服几天直到病好。有些人服维生素C会发生腹泻，如果是这样的话，将服药量减少。为增强免疫

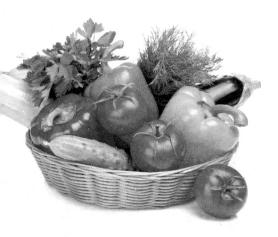

★ 多吃蔬菜能够获取维生素C从而缓解支气管炎症。

力，营养师还建议适量补充维生素A、B族维生素、维生素E及矿物质硒等。

小偏方自疗法

◎ 活鲫鱼250克、陈皮末30克、红糖20克，将鱼洗净后，把陈皮和红糖放入鱼腹中隔水蒸熟，吃鱼喝汤，每日1次，连服3天。

◎ 粳米50克、百合20克，煮粥食用；或粳米、芡实各50克，煮粥食用。

◎ 山药、甘蔗各100克，榨汁，每次15毫升，每日2次；或是把山药60克，捣烂，加甘蔗汁300毫升，隔水炖熟后食用，每日2次。可用于缓解和改善慢性支气管炎症状。

◎ 新鲜南瓜500克（削去皮），大枣（去核）15～20粒，红糖适量，加水煮烂后服食。对支气管哮喘、老年人慢性支气管炎有效。

◎ 甘草6克、食醋10毫升、蜂蜜30克，沸水冲泡饮用，每日1剂。本方用于慢性支气管炎咳嗽痰黏者。

◎ 大蒜250克、醋250毫升、红糖90克，将蒜去皮捣碎，泡入糖醋中（或把整个大蒜浸入）1周。每日早晨空腹吃糖醋大蒜1～2瓣，并喝糖醋汁少许。连吃10～15天。

◎ 绿茶15克、鸡蛋2个，加1碗半水同煮，蛋熟后去壳再煮，至水干时食蛋。本方对支气管炎咳嗽者有效。

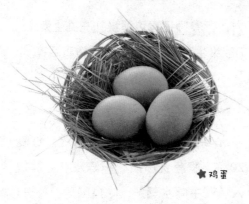

★鸡蛋

◎ 鸡蛋14个，五味子250克，五味子水煎后浸鸡蛋密封，7天后取出，用沸水煮10分钟，每日早晚各吃1个（食前应检查蛋有无变质）。适用于急、慢性支气管炎症者。

◎ 白萝卜干3片，鸡蛋1个，绿豆1小撮，鸡蛋洗净和白萝卜干、绿豆一起放于砂锅，加水小火炖煮，至蛋熟取出，去壳，再煮至豆烂即可，喝汤吃蛋。本方适用于慢性支气管炎、支气管哮喘。

◎ 糯米、白胡椒、桃仁和杏仁各7粒，栀子9克，共研末，以鸡蛋清调后敷足心（即涌泉穴），用布包扎。本方对老年人慢性支气管炎有效。

◎ 花生衣100克，加水适量，煎4小时，过滤浓缩加糖调味，连服10日。本方对慢性气管炎有效。

◎ 芝麻、核桃仁各10克，生姜2片，一起嚼食。本方对老年哮喘、气管炎有效。

 运动指南

适当进行体育锻炼并按体力选择合适的运动，以提高机体免疫力，增强抗病能力。例如，太极拳有利于改善呼吸系统的机能，可以增强对寒冷和疾病的抵抗力。

按摩自疗法

用食指、中指、无名指推大椎穴（位于后颈，低头最突出颈椎下面）1～2分钟；或用双手掌重叠贴于膻中穴（位于两乳头连线中点），按揉1～2分钟，可缓解症状。

芳香辅助自疗法

桉树、薰衣草、松木和迷迭香的精炼油可帮助缓解呼吸不适并减缓鼻充血。通过鼻子深吸气，吸入由以上一种或几种精油涂在手帕上的芳香，或直接从瓶中用鼻子深吸气，也可以将几滴精油混合放入充满热水的水盆中，用毛巾盖住头部并在芳香蒸汽中呼吸。

 其他辅疗法

◎ 洗个舒服的热水澡有助于使凝固的痰液溶解。虽然洗热水澡不能加快赶走病毒，但能让你感到舒服。

◎ 用热水泡脚10分钟。热水泡脚有助于缓解头部、颈部和肺部的充血。如果患有糖尿病或其他血液循环疾病，请注意水温及泡脚时间。

注意事项 ✖

◎ 有的人急于进补，动辄人参、鹿茸，殊不知在急性发作期或痰多、舌苔厚腻时都不宜服用，否则胸闷气急会更严重，病情反而加重。

◎ 惧怕室外活动（尤其是秋冬季节），这样会使体质日益下降，弱不禁风，从而加重病情或疾病久拖不愈。

防治措施 🌱

◎ **戒烟** 慢性支气管炎患者首先要戒烟，而且还要尽量避免被动吸烟，因为烟中所挥发出的化学物质如焦油、尼古丁、氰氢酸等，可作用于植物神经，引起支气管痉挛，从而增加呼吸道阻力。另外，这些有害化学物质还可损伤支气管黏膜上皮细胞及其纤毛，使支气管黏膜分泌物增多，易引起病原菌在肺及支气管内的繁殖，导致慢性支气管炎的发生。

◎ **注意保暖** 在气候变冷的时候，患者要注意保暖，避免受凉。因为寒冷一方面可降低支气管的防御功能，另一方面可反射地引起支气管平滑肌收缩、黏膜血液循环障碍和分泌物排出受阻，从而导致感染的发生或加重。

◎ **预防感冒** 注意个人保护，预防感冒发生，有条件者可做耐寒锻炼以提高抗病能力。

◎ **做好环境保护** 避免烟雾、粉尘和刺激性气体对呼吸道的刺激，以免诱发慢性支气管炎。

◎ **加强锻炼** 慢性支气管炎患者在缓解期要做适当的体育锻炼，以提高机体的免疫能力和心、肺的活力。

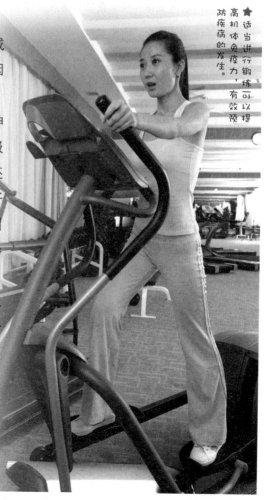

★ 适当进行锻炼可以提高机体免疫力，有效预防疾病的发生。

肺 炎

肺炎是一种相对常见的疾病，由各种病毒、细菌、真菌的感染所引起的肺部感染性炎症。据世界卫生组织调查，肺炎死亡率约占呼吸系统疾病死亡率的75%。

自疗还是询医，症状是"裁判"

〔询医〕出现病毒性肺炎的典型症状：低热、发冷、肌痛、无力、颈部淋巴结肿大、咽痛、咳嗽。

〔询医〕出现细菌性肺炎的症状：高热、咳嗽、大量脓痰、痰中带血、气短、呼吸急促、随深呼吸而加重的胸痛、乏力。

〔询医〕食欲减退、体重减轻、发热、咳嗽、咳痰、偶有短暂的意识丧失。

〔询医〕出现咯血，需要针对严重感染的特殊治疗。

〔急诊〕出现休克、呼吸困难、紫绀者应立即送医院进行抢救。

✚ 居家调理自疗法

日常生活调理 ❗

◎ **卧床休息**

◎ **避免吸烟** 吸烟可以明显损伤有滤过功能的呼吸道绒毛，并能减弱机体对细菌和病毒的抵抗力。

◎ **增加空气湿度** 用湿气机令空气湿润对肺炎有帮助。

饮食调理自疗法

◎ 在发病期间，每天摄入1000毫克维生素C，有利于肺炎康复，但若出现腹泻则需减量。

◎ 每天补充2500～5000毫克维生素A，有助于改善呼吸和免疫系统。每天补充600毫克维生素E，有助于受损肺组织修复。

◎ 每天补充60毫克锌有助于免疫系统对抗感染。

◎ 多喝水和新鲜纯果汁，纯果汁可以使肺分泌物变稀而易咳出。

◎ 不要大量饮酒，酒精可以削弱免疫系统抵抗各种感染的能力。

◎ 饮食宜营养丰富、清淡易消化。饮食应由新鲜的蔬果构成。另外，可以多吃大蒜，它具有杀菌消炎的功效。

◎ 补充乳酸菌。若服用抗生素，别忘了服用乳酸菌，以保持身体的有益菌群平衡。可以服用胶囊或2汤匙的嗜酸菌液，每天3次。也可以喝酸奶。

◎ 饮食应避免乳制品（酸奶除外）、糖、咖啡、各种茶（除了药草茶以外）、酒等。

小偏方自疗法

◎ 传统芥末化痰法。把干芥末和充足热水混合制成糊状，把芥末糊涂在棉布上，对折，放在胸部几分钟（注：可有轻微疼痛，不影响疗效），每日1次，但时间不要太长，因芥末放在皮肤上过久可能烫出水泡。

◎ 绿茶2克、瓜蒌5克、甘草3克，瓜蒌、甘草加水600毫升，煮沸5分钟后，加入绿茶泡3分钟即可，分2次，徐徐饮之，日服1剂，必要时可日服2剂。

◎ 绿茶2克、柿叶10克，在9～10月份采摘柿叶，切碎，蒸30分钟，烘干后备用。每次按上述剂量，加开水400～500毫升，浸泡5分钟，分3次服用，饭后温服，每日服1剂。

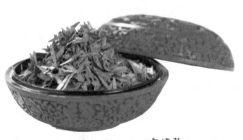

★绿茶

◎ 准备艾叶一小团，醋、酒各适量，葱白3根。将它们捣烂成泥状，敷于脐部，纱布固定。24小时去掉，再用三棱针点刺虎口穴（出点血即可）。用此法可减轻肺炎的症状。

芳香辅助自疗法

将桉树、薰衣草、茶树精油加入热水浴中泡浴，或将其加入湿化器中熏鼻，有利于肺炎康复。

其他辅疗法

把热水袋放在胸部或背部热敷，每天3次，每次10分钟，有利于减轻身体不适。注意要用毛巾包住热水袋以免烫伤皮肤。如果患者出现高热，可以用干毛巾包裹冰袋放在患者的额头、腋下等部位，或用酒精、温水擦浴，以降低体温。

防治措施

◎ 居室宜多通风换气。在易发病的冬春季节应保持居室的空气流通，尽量少去人多杂乱的公共场所，以减少细菌感染的机会。

◎ 平时应注意加强体育锻炼以增强抗病能力，免疫力下降是肺炎发生的前提。

哮 喘

哮喘发病原因很复杂，大多在遗传的基础上受到体内外因素，如过敏、感染、过度劳累等而激发，是一种常见病。据统计，美国哮喘患者有1500～1600万人。

自疗还是询医，症状是"裁判"

〔自疗〕鼻痒、打喷嚏、流清涕、干咳。

〔询医〕胸闷，喘憋、呼吸困难。

〔急诊〕哮喘发作中哮鸣音突然减少或消失，而病人反而病情恶化，可能有并发症产生，如气胸、肺不张等，应该急送医院进一步诊治。

〔急诊〕哮喘急发时，痰液黏稠难以咳出，"痰栓"阻塞气管，甚至发生窒息。可用拍背、口对口吸痰等方法促进痰栓排出，并应及时就诊。

居家调理自疗法

日常生活调理

◎ 查清过敏源，尽量减少与过敏物质接触。如对花粉过敏者在春暖花开的季节就应注意做好防护，如戴口罩、少到花草中去。

◎ 冬季是哮喘的高发季节，也是呼吸系统疾病的高发期。所以到了冬天，有哮喘史的人要注意保暖。

◎ 减少房事。

饮食调理自疗法

◎ 维生素C能帮助减轻咳嗽和喘息，如菠萝、菜花、胡椒粉、哈密瓜、草莓、橙子、猕猴桃等含有丰富的维生素C。

◎ 戒烟酒，多喝茶；忌食过咸食物；忌食带鱼、黄鱼、蛏子、鲥鱼、虾、蟹、雪里蕻、芥菜、酒酿等发物；少吃冷饮、冰冻之物等。

◎ 多食新鲜蔬菜和豆制品；适量选食一些能滋补肺脾肾的食品，如莲子、栗子、山药、黑豆、银耳、枇杷、狗肉、羊肺等。

◎ 如果感到哮喘要犯了，但身边又没带喷雾器，则可喝一两杯咖啡救急，因为咖啡因也能起到扩张支气管的作用。

◎ 每日服用复合B族维生素（50～100毫克）和镁（400～600毫克），有助于减少哮喘发作的频率和严重程度。

◎ 莲藕的皮和节含有多酚类化合物单宁，具有消炎（解热、抑制炎症）、收敛（收缩血管和组织而止血）、杀菌的三重功效。

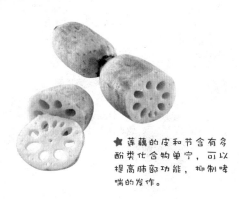

★ 莲藕的皮和节含有多酚类化合物单宁，可以提高肺部功能，抑制哮喘的发作。

多摄取这些营养素

◎ 镁能使免疫细胞，如柱状细胞和T淋巴细胞等保持在稳定状态，这样它们就不会瘫痪，也不会向肺里分泌大量炎性成分，从而起到消炎作用。镁还有助于减少某些具有刺激肺组织的物质，并能促使人体产生一种名为环前列腺素的生物化学物质，这种物质具有消炎作用。镁所具有的这些特性还可以松弛呼吸道平滑肌，减少哮喘发作。因此，营养专家建议根据个人身体情况，每天分1～3次服用100～500毫克镁。开始时剂量要小，逐渐增加。如果服用期间出现兴奋、抽筋或腹泻的症状，应减少剂量直到症状消失。

◎ 专家还建议多吃天然的、未加工的食物，如坚果、豆类等。

小偏方自疗法

◎ 将代灸膏或麝香止痛膏贴于天突、肺俞、定喘三处穴位。（注：天突穴在胸骨上端凹陷中；肺俞穴在第三胸椎下旁开1.5寸处；定喘穴：在第七颈椎下旁开0.5寸处。）

◎ 将等量白果仁、甜杏仁、核桃仁、花生仁研成粉，每次15克，加水煮熟后打入鸡蛋一个，麦芽糖1汤匙食用，每日1次。

◎ 豆腐500克、麦芽糖600克、生萝卜汁1杯，混合煮沸，每日分2次食用。

◎ 香菜30～60克，鸡蛋1个，香菜用油炒后倒入搅散的鸡蛋炒片刻后，再加入水一碗煮2～3分钟，1次食完。本方适用于痰色白稀的哮喘和虚寒性胃痛患者。

◎ 栗子叶30克，水煎代茶饮，连服3～4周可见效。

◎ 将整个大蒜浸入醋中，浸泡一周后可食用，每天早晨空腹吃糖醋大蒜1～2瓣，并可喝一些糖醋汁，连服10～15天。

◎ 乌鸡1只，醋1000毫升，加水适量（按鸡大小决定），共煮，分次食之，只食鸡。本方适用于日久不愈、身体虚弱哮喘者。

◎ 生姜15克，鸡蛋1个，姜切碎后同鸡蛋搅匀，炒熟吃（忌生冷）。

◎ 绿茶15克，鸡蛋2个，加水1碗半同煮，蛋熟后去壳再煮,至水煮干时食蛋。

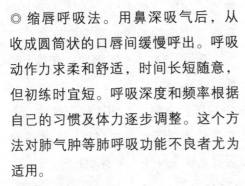 运动指南

◎ 缩唇呼吸法。用鼻深吸气后,从收成圆筒状的口唇间缓慢呼出。呼吸动作力求柔和舒适,时间长短随意,但初练时宜短。呼吸深度和频率根据自己的习惯及体力逐步调整。这个方法对肺气肿等肺呼吸功能不良者尤为适用。

◎ 缓解期患者应该积极参加适合自身的体育锻炼,提高机体的应激能力。锻炼要循序渐进,可从夏季冷水洗面、做简单深呼吸动作开始,再散步,然后小跑步,练气功或太极拳,直至进行较大运动量的锻炼。

 按摩自疗法

◎ 将手握成拳,放在胸前,大拇指朝上。用大拇指沿着锁骨正中按摩,找到一个打结的、敏感的地方(即两个乳头正中间,膻中穴),用大拇指压住这个地方两分钟,同时头向前倾,慢慢地深呼吸。

◎ 按压双足底大脚趾及第二趾间区域,这一区域被认为与胸和肺有关。

 芳香辅助自疗法

芳香精油(如桉树精油、洋茴芹精油、薰衣草精油、松精油和迷迭香

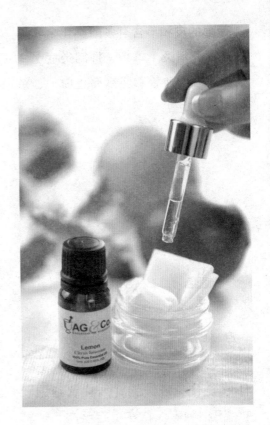

精油等)有助于舒缓呼吸,减轻鼻腔充血。将某一种或几种油几滴浸在手帕或物品上,通过鼻腔吸入,能在哮喘轻度发作时协助平缓呼吸。如在其他时候(非发作期)感到鼻塞,可将几滴香精油滴入装满热水的水盆中,将毛巾浸湿后蒙于头面口鼻处,通过鼻腔吸入。

 注意事项

◎ 哮喘发作时不宜使用可待因、咳必清等镇咳药,误用可能会抑制呼吸不利于排痰。镇静安眠药物也应慎用。

◎ 平时患感冒或其他疾病时,要尽量慎重用药,防止过敏。

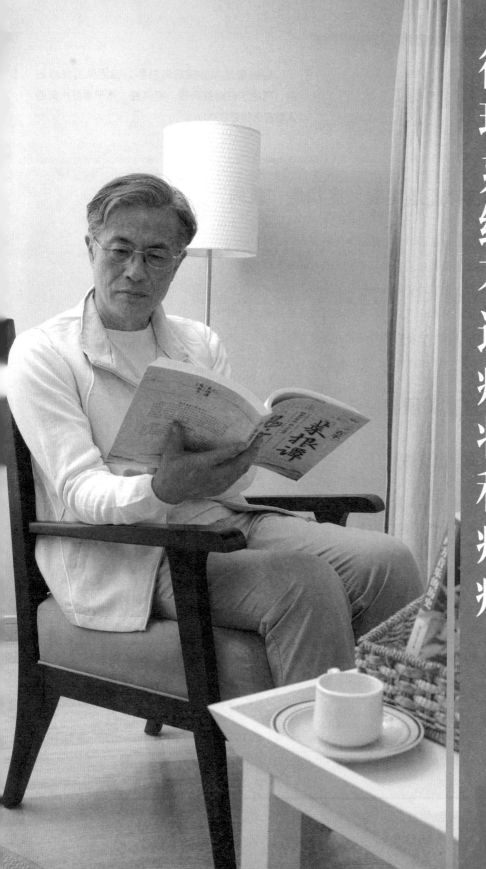

心脏病

心脏病是心脏疾病的总称，包括风湿性心脏病、高血压性心脏病等。据调查，死于心脏疾病的人数每天接近2500人。

自疗还是询医，症状是"裁判"

〔自疗〕心脏偶尔扑动感或奔腾感。

〔询医〕胸部发紧或窒息，常见于心绞痛或心肌梗死发作。

〔询医〕心脏搏动不规则且反复发作，持续时间较长，不能缓解者。

〔询医〕突然出现头晕、头昏、乏力甚至昏厥。

〔询医〕疼痛性质与以往不同，且持续时间较长，休息或服药后不能缓解者。

居家调理自疗法

饮食调理自疗法

◎ 主食以淀粉类食物（大米、谷类和土豆）为主，并且每天进食5份富含抗氧化物的蔬菜和水果，包括西蓝花、胡萝卜、圆白菜、瑞士甜菜、柑橘、木瓜和哈密瓜等。这些蔬果中含有的维生素C、维生素E以及β-胡萝卜素等抗氧化物，能中和具有破坏性的叫做自由基的物质。这些营养成分能保护动脉壁，减少动脉粥样斑块的形成及发展。

◎ 清晨喝一杯不含奶的燕麦粥可以降低血液中胆固醇含量。

◎ 多吃蒜可以阻止血小板的凝聚，并降低总胆固醇的水平。

◎ 少吃脂肪，尤其是饱和脂肪，饱和脂肪会加速心脏病的发展。医生建议将每日的脂肪摄入量限制在总热量的30%左右，而来自于饱和脂肪的热量不超过总热量的7%。用高纤维的蔬菜代替高脂肪的肉类，可以降低低密度脂蛋白胆固醇。而且燕麦麸、燕麦粥、大麦和豆类等可溶解的纤维的摄入，也有利于血压的稳定。

◎ 多吃西红柿，西红柿含有丰富的番茄红素。番茄红素有保护心脏的作用。仅半杯西红柿酱就能提供番茄红素约22毫克，半杯捣碎的鲜西红柿能提供约8毫克的番茄红素。

◎ 通常因胃肠疾病而引发神经性心脏病的人，都具有肠蠕动衰弱及贫血的倾向，所以在饮食调配上需要适量增加能促进胃肠功能的食品，并应忌食生冷蔬果，少食含脂肪、糖分高的食物。特别是因肝脏病而引发的心脏疾病的患者，要注意避免食用辛辣食物、油炸食物或含油脂较多的食物。

◎ 脂肪心（因摄取脂肪或甜类食物过量所引起的心脏病变）和淀粉心（因摄取淀粉和糖分过量而引起的心脏病变）的人，最好每天早上能够饮用一酒杯份量的醋。直接饮用的话，若难以入口，可以添加些许乳酸菌饮料。

◎ 炒菜时用玉米油，有预防作用。

小偏方自疗法

◎ 将干燥的车前草和5玻璃杯份量的水一起煎煮，煎煮至水剩一半时关火，代茶饮用。

◎ 将干燥的香菇（3～4个）和5玻璃杯份量的水一起煎煮，煎煮至水剩1/3时关火，饭后饮用。

◎ 花生壳适量，清水洗净，水煎代茶饮。

◎ 蚕豆60克、冬瓜30～60克、清水3大碗，小火煎至1碗，去渣后饮用，用于减轻心脏病水肿。

◎ 取豌豆苗适量，洗净，捣烂榨汁，温服。

◎ 玉米研细与粳米适量，加清水同煮粥，可加少许糖或蜂蜜调味食用。具

有宁心和血、调中开胃的作用，适用于心脏病、高血压、高血脂、心肌梗死、动脉粥样硬化等心血管慢性疾病的预防。

◎ 茶叶15克、素馨花6克、茉莉花1.5克、川芎6克、红花1克（或川芎、红花焙黄研末，用过滤纸袋装），泡茶常年饮用，本方对冠心病引起的胸闷、心悸、夜寐不安、头晕、头痛等症有一定的疗效。

◎ 老茶树根和榆树根各30克，茜草根15克，水煎服，每日1剂，4周为1个疗程。

◎ 绿茶3克、丹参9克，将丹参制成粗末，与茶叶一起用沸水冲泡10分钟即可，每日1剂，不拘时饮。

◎ 茶树根、山楂根、玉米须和荠菜花各50克，煎汤代茶，日服1剂。

◎ 绿茶1克、山楂片25克，加水400毫升，煮沸5分钟，分3次温饮，日服1剂，可用于血脂偏高者。

◎ 绿茶3克、柿叶9克、山楂12克，用开水浸泡，代茶饮。

运动指南

◎ 一般来说，心脏不好的人总是过于小心而有恐惧运动的倾向，结果反而使体力更加退化，疾病演变为慢性且日益加重，所以患心脏病的患者务必要督促自我，适量做体力活动，当感觉累了时可以稍作休息，再继续。养

成良好的运动习惯，从日常生活中一点一点累积。

◎ 早晚至少踩压竹板10分钟，按摩脚底，可促进积滞于下肢的静脉血或体液回流。

◎ 如果身体状况尚可，可以通过跳绳来锻炼，或者大步地走路，这都有利于血液循环，增强心脏功能。

◎ 进行腹式呼吸，具体做法是保持端坐姿势或是平躺姿势，吸气时下腹部用力使腹部鼓胀，呼气时腹部内收，如此算是一次完整的呼吸运动。注意

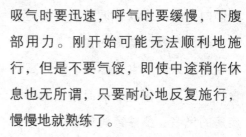

★ 跳绳是一种简单易行的有氧运动，能够促进血液循环，增强心脏功能，但老年人要注意运动量不宜过大，且地面要平坦。

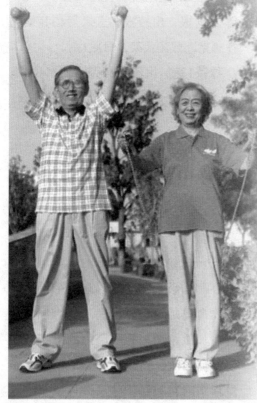

吸气时要迅速，呼气时要缓慢，下腹部用力。刚开始可能无法顺利地施行，但是不要气馁，即使中途稍作休息也无所谓，只要耐心地反复施行，慢慢地就熟练了。

◎ 强化腹部肌肉，仰躺姿势，将脚尖靠置于橱柜的抽屉或椅子上，做仰卧起坐数次，以强化腹部肌肉。

◎ 每天坚持锻炼至少30分钟，保证每周至少3次运动。有研究证明，运动至少可以给心脏带来以下好处：改善血液中胆固醇的水平；防止血液凝结；维持较低血压并预防高血压；保持健康的体重；有利于心脏病后的及早恢复。

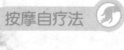
按摩自疗法

◎ 早上醒来时，先不要急着起床，保持躺卧姿势，然后利用两手指进行腹部按压。刚开始按压整个腹部，找出其中硬厚部分，然后按压或揉推该处。

◎ 按压曲泽穴，手掌朝上，弯曲手肘，在肘关节的内侧可触摸到一条硬筋，曲泽就位于硬筋内侧、与肘部横纹的交接点上，左右各一。

◎ 按压三阴交穴，三阴交位于内踝向上4指宽胫骨边缘处，用拇指按压1分钟，然后按压另一侧腿上的穴位。注意妊娠时不要按压此穴位。

◎ 减少酒精摄入，酗酒有损心肌细胞，升高血压，并导致肥胖。饮酒过度会诱发高血压、心肌猝死等。

◎ 减少胆固醇的摄入，血胆固醇每降低1%，冠状动脉粥样硬化性心脏病的发生率就会降低2%～3%。为降低血胆固醇的含量，应减少饱和脂肪酸的摄入，如肥肉，可以替换为含有不饱和脂肪酸及单脂肪酸的油脂，如橄榄油、植物油、坚果、鳄梨等。

◎ 选择低盐和少盐的食物，限制熏制食品，尽可能地食用未加工的食品，大约有3/4的盐分摄入来自于加工食品。

◎ 控制糖尿病，糖尿病患者得心脏病的概率是非糖尿病患者的4倍。如果你

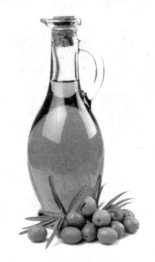

★ 橄榄油

患有糖尿病，应该和你的医生详细制订出一套适合自己的饮食、锻炼和减肥计划来控制血糖水平。

◎ 定期做体检，体检时应查的项目包括内科检查、血压、心电图、血脂、血糖、肝肾功能、血常规。

第3章 循环系统不适症状和疾病

家庭医生全程呵护

常吃鱼对心脏好

我们应该每周吃3次鱼。鱼类，尤其是脂肪鱼，如鲑鱼、鳕鱼、鲈鱼等，都富含ω-3脂肪酸，好处多多。ω-3脂肪酸能降低血液中的甘油三酯含量（含量过高会造成动脉中血小板瘀积），稳定心律（减少心律不齐的发生），降低血小板黏稠度（减少血管阻塞的情况），也许还能降低血压。

一些研究已经表明，每周吃1次鱼，会降低约50%的心脏病发病率。对健康最有益的鱼类是新鲜的野生鲑鱼（几乎所有的罐装鲑鱼都是对健康有益的野生鲑鱼）、鲇鱼、比目鱼（鲽鱼）、罗非鱼和白鲑。

动脉粥样硬化

动脉粥样硬化是脂质聚积在动脉内膜，进而在动脉壁形成瘢痕的一种炎症性疾病。针对受累动脉的部位和程度的不同，它可导致肾功能衰竭、高血压、脑卒中及其他可威胁生命的疾病。

自疗还是询医，症状是"裁判"

〔询医〕心绞痛，胸部紧缩感、压迫感，提示冠状动脉粥样硬化。

〔急诊〕初发心绞痛或稳定性心绞痛发展至不稳定心绞痛。

〔急诊〕皮肤苍白、溃疡，休息时腿脚突发剧烈疼痛，可能是严重动脉粥样硬化的表现。

〔急诊〕突发性局部偏瘫，一侧肢体刺痛或是麻木，失语。

居家调理自疗法

治疗动脉粥样硬化除了需要控制高血压、糖尿病等慢性病外，还需要保持合理的饮食结构和生活方式。

饮食调理自疗法

饮食治疗的首要原则是限制脂肪的摄入量，尤其是动物脂肪（主要含饱和脂肪酸）不宜过多，如少吃肥肉及动物油，可多吃一些富含不饱和脂肪酸的鱼肉、植物油、豆制品等。

少吃甜食，多吃新鲜蔬菜和水果，保证足够的维生素和钾、钙等有益营养素以及植物纤维的摄入。

控制盐的摄入量（6～8克/天），

不吸烟，少饮酒或不饮酒。

另外，还可以多吃一些具有疏通血管的食物，如下。

◎ **西红柿** 不仅各种维生素含量比苹果、梨高24倍，而且还含有维生素芦丁。

◎ **海带** 海带中含有丰富的岩藻多糖、昆布素，这些物质均有类似肝素

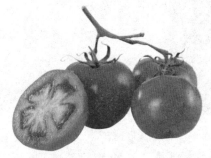

★西红柿中不仅富含丰富的维生素，而且还含维生素芦丁，可以提高机体抗氧化能力，从而减少自由基等体内垃圾，能够有效预防血栓的形成。

的活性，既能防止血栓形成又能降胆固醇、脂蛋白，从而抑制动脉粥样硬化的形成与发展。

◎ **茄子** 保护心血管、降血压。茄子含丰富的维生素P，有软化血管的作用，还可增强血管的弹性、降低毛细血管通透性、防止毛细血管破裂，对防止小血管出血有一定作用。

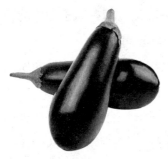

★茄子含丰富的维生素P，具有保护心血管、降血压的功能。

◎ **玉米** 玉米富含不饱和脂肪酸，其中亚油酸的含量高达60%以上。亚油酸参与机体内胆固醇的正常代谢，可以减少胆固醇在血管中的沉积，从而起到保护血管的作用。

◎ **苹果** 苹果中富含多酚、黄酮类、维生素C、维生素E等抗氧化成分，对预防动脉粥样硬化的发生与发展有一定作用。

◎ **茶叶** 含有茶多酚，能提高机体的抗氧化能力，降低血脂，缓解血液高凝状态，增强红细胞弹性，缓解或延缓动脉粥样硬化的发展。经常饮茶可以软化血管。

◎ **大蒜** 含挥发性辣素，可减少积存在血管中的脂肪，有一定降脂作用，可以改善高血脂症和动脉粥样硬化。

◎ **洋葱** 它能舒张血管、降低血液黏度、减少血管的压力，同时洋葱还含有二烯丙基二硫化物和含硫氨基酸，可增强纤维蛋白溶解的活性，具有降血脂、抗动脉粥样硬化的功能。

◎ **花生** 含有白藜芦醇，它可以降低血小板聚集，从而预防动脉粥样硬化、心脑血管疾病的发生、发展。

多摄取这些营养素

多酚类化合物是由植物代谢产生的色素和防御成分的总称。一般在植物的叶子、花、果实、种子、树皮和茎中富含多酚类化合物，具有抗氧化、降脂作用。血液中的胆固醇、自由基增高时，容易诱发动脉粥样硬化。多酚类化合物的抗氧化作用可减少体内过盛的自由基。另外，多酚类化合物可降低血中胆固醇，从而达到预防及延缓动脉粥样硬化的发生与发展。

小偏方自疗法

◎ 大枣50克，燕麦片100克，将大枣去核，加水约500毫升煮沸，放入燕麦片，再煮沸3~5分钟即成。此方具有补虚损、敛虚汗的功效，常食能预防和改善高胆固醇血症及动脉粥样硬化。

◎ 醋100毫升，加冰糖500克，溶化即可。每日3次，每次10毫升，饭后服。本方可用于高血压合并动脉粥样硬化者。

◎ 花生米500克（不去衣）浸入醋中7天以上（时间长一些更好），每日搅动1次。每晚临睡前，嚼食花生米3～5粒，连服7天为1个疗程。

◎ 鸡蛋2个、桑寄生15～30克，加水同煮，蛋熟去壳再煨片刻，吃蛋饮汤。本方可用于原发性高血压或动脉粥样硬化。

运动指南

积极参加体育锻炼及体力活动。慢跑、步行、游泳等有氧运动，对预防心脑血管疾病效果最好。合理科学的运动能增加体内高密度脂蛋白的含量，具有保护心血管的作用。

防治措施

◎ 要多食能降低胆固醇的富含低饱和脂肪酸和高抗氧化物的食物。主要的抗氧化物包括维生素E、维生素C、维生素A及硒。但是大剂量服用时应咨询医师，以免危害身体。

◎ 保证良好又充足的睡眠。

◎ 适量喝葡萄酒有助于防止动脉粥样硬化和冠心病发生。

◎ 高血压患者要每天测量血压，尽量把血压控制在正常水平。

◎ 每天散步，如果平日常坐公交车，可以提前一两站下车，开始步行。

◎ 劳逸结合，学会放松，避免精神紧张、烦恼、焦虑，生活作息要有规律。常用脑，但又要防止过度用脑。

家庭医生全程呵护

预防动脉粥样硬化的误区

★ 误区1：过度降低胆固醇的水平。胆固醇虽然是形成动脉脂肪斑块的主要成分，但它还有许多重要的生理功能，是大脑、神经组织等重要脏器成长发育必不可少的物质，更是破坏肿瘤细胞和其他有毒有害物质的"功臣"，因此，不应过低。

★ 误区2：吃素能防止动脉粥样硬化。如果经常摄取超过机体能量需要的碳水化合物（米面中的淀粉、水果中的果糖、甜食），它们一样能在体内合成饱和脂肪酸，一样会引起动脉硬化。

★ 误区3：多吃水果有助于防止动脉粥样硬化。每100克水果的含糖量为6～20克，且多为果糖，当机体摄入的总热量超过需要量时，果糖会转化成饱和脂肪酸，且果糖合成脂肪的速度、效率远远高于淀粉。

专题 1 预防动脉粥样硬化从"早"做起

✚ 早期预防动脉粥样硬化有必要

动脉粥样硬化早期无特殊表现，临床上动脉粥样硬化的发现多数较晚，一般在斑块破裂或血栓形成引起多种心血管并发症（如心绞痛、心肌梗死和猝死等）时才经检查发现。

美国20世纪90年代的研究显示，在意外死亡病例提供的心脏移植供体中，从20岁开始就有动脉粥样硬化斑块的形成，50岁以上的人群中约有85%的人冠状动脉已有斑块形成。因此，早期预防动脉粥样硬化非常重要。

动脉粥样硬化的早期干预对于生命的延长和生活质量的提高是非常显著的。据美国全国健康统计中心的数据表明，如果攻克所有类型的癌症（需要透支花费大量金钱，并且目前难以实现），人的预期寿命将增加3年，但如果攻克所有类型的心血管疾病（已证明心血管疾病可防可治，早期干预成本低），人的预期寿命将增加9.78年。

✚ 防治动脉粥样硬化的最佳策略

通过对52个国家和地区的调查表

明，全世界各地区、各年龄男性和女性的心肌梗死危险大多由血脂异常、吸烟、高血压、糖尿病、腹部肥胖、社会心理压力大、摄入水果蔬菜少、饮酒、规律的体力活动少所致。因此防治动脉粥样硬化的最佳策略应该是针对这九个危险因素，尽早干预。

✚ 从30岁开始预防，可延长寿命8年

在还未患有心血管疾病时就开始控制高血压、高胆固醇、糖尿病等危险因素尤为重要。

假定血压为160/90毫米汞柱、胆固醇为5.6毫摩尔每升、高密胆固醇为1.0毫摩尔每升，一个30岁的吸烟女性，在10年内发生心血管疾病的危险为1%。如果她从55岁开始干预，将血压、胆固醇和HDL分别控制到135/85毫米汞柱、4.0毫摩尔每升和1.2毫摩尔每升时，其预期寿命可增加2.59年。但如果该女性从30岁时就开始预防，其预期寿命可增加8年，而且在10年内发生心血管疾病的危险也会显著降低。

第3章　循环系统不适症状和疾病

低血压

上肢血压低于90/60毫米汞柱者，称为低血压。由于血压低，血液循环减缓无力，可造成体表和四肢远端毛细血管缺血；因输氧量减少，易导致二氧化碳及代谢废物堆积，抵抗力下降，身体虚弱。

自疗还是询医，症状是"裁判"

〔自疗〕精神倦怠，无力，失眠健忘，头晕头痛。

〔自疗〕心慌，胸闷，食欲差，恶心呕吐，体重下降。

〔自疗〕身体瘦弱，口渴，便秘，月经不调。

〔询医〕症状突然加重，甚至出现昏厥。

居家调理自疗法

日常生活调理

◎ 宜洗热水澡，血压偏低的人，经常洗热水澡可加速血液循环，减轻低血压症状或防止出现低血压。水温以43～45℃为宜。

◎ 起床时目花头晕严重，甚至昏倒的人，在起床前应先略微活动四肢、搓搓面、揉揉腹。起床时先坐起片刻，并慢慢下床呈立位。睡床宜将脚部略垫高，促进血液回流。

◎ 晚上睡觉时，不易将头部垫高，以免加重头部缺血症状。冷水和温水交替洗脚可加速血液循环。

◎ 患者要振作精神，处处事事激励自己奋发前进，这样有利于病情恢复。

◎ 养成有规律的生活习惯，劳逸结合，保证充足睡眠。

◎ 保持情绪稳定。

◎ 体位变化时，动作不要过于剧烈，以防发生体位性低血压。

饮食调理自疗法

◎ **血压偏低的人食物中可适当多加些盐** 低血压的人对钠盐的需求量高于正常人，适当多食可升高血压。

◎ **饮食调理** 低血压患者可多吃生姜。生姜含挥发油，可刺激胃液分泌，兴奋肠管，促进消化并可使血压升高。

◎ **少吃芹菜、红豆、山楂等** 这些食物属降压食物，同时少吃冬瓜、西瓜等通利小便的食品，以保持血容量充足。

◎ **饮食营养丰富** 平时可多食一些具

有温脾肾、升阳气的食物，如鹿肉、狗肉、羊肉、公鸡、酒、胡椒、辣椒、韭菜、浓茶、咖啡等。低血压者多吃桂圆、大枣、核桃等也会有效果。

 小偏方自疗法

◎ 白酒500克，内浸白参50克、鹿茸5克，每次服25克，每日1～2次。

◎ 鸡蛋3个，当归、黄芪和大枣各30克同煮。每次吃1个蛋，再喝汤。本方可调节低血压引起的食欲不振、易倦、健忘及月经不调等症。

◎ 母鸡1只，洗净切块，炖1小时，取鸡汤适量与粳米50克煮粥，早晚服食。

◎ 糯米50克，阿胶10克，先煮粥，将熟时放入阿胶，不时搅拌，至粥稠、胶化为止，早晚服用。

 运动指南

◎ **积极参加体育锻炼以改善体质** 运动量要逐渐增加，不能操之过急，但要持之以恒。可以从每天慢跑开始锻炼，每天1～2次，每次20～30分钟。

◎ **每天坚持单腿跳跃** 开始时跳跃20～30次即可，以后逐渐增加，以不累为度。单脚跳跃不但血压可以上升，而且腿部也会变得坚实有力。

 按摩自疗法

◎ 突然起病时，可速用拇指尖重掐人中穴2分钟。

◎ 因为低血压而起不了床的人，可以用木棒用力按压脚跟，促进血液回流，及促进腿部血液循环。

◎ 用橡皮锤或自己的拳头轻轻敲打足底15～20分钟，旋转脚踝15～20分钟，然后再按摩足底，每天2次。

◎ 按摩头顶百会穴，顺时针及逆时针方向各按摩50圈。每天2～3次，10天为一个疗程。大多数患者会在1～2个疗程后见效。

 注意事项

　　生理性低血压无明显症状者，不必求医服药。

 防治措施

◎ **注意休息** 现代生活节奏快，工作压力大，如果不注意休息，很容易出现血压偏低。因此，经常发生低血压的人要劳逸结合，保证充足睡眠，防止出现低血压。

◎ **防止体位性低血压** 当坐、蹲、卧的时间比较长，需要直立时一定要缓慢而起，尤其是老人和女性。

◎ **防止营养不足性低血压** 控制饮食减肥往往会造成营养不良而出现低血压，所以，减肥一定要保证所需营养的正常供给，避免出现低血压。

高血压

高血压是我国最常见的心血管疾病之一，是一种以动脉血压升高为特征，可伴有心脏、血管、脑和肾脏等器官功能性或器质性改变的全身性疾病。高血压分为原发性高血压（占80～90%以上）和继发性高血压（由原发病引起）。

自疗还是询医，症状是"裁判"

〔自疗〕头昏、头痛、心慌、乏力、烦躁。

〔急诊〕突然发生剧烈头痛、天旋地转（眩晕）、严重头痛、烦躁、呕吐，一过性眼前发黑及口齿不清、视力模糊甚至意识不清、抽搐、癫病样发作时，应排除高血压脑病的可能。

〔急诊〕感到严重的头痛、恶心、视物模糊、意识模糊或是记忆力丧失时，应及时治疗，以免增加脑卒中和心肌梗死的危险。

居家调理自疗法

日常生活调理

◎ **戒烟** 戒烟不会直接降压，但可减少由高血压导致的心肌梗死和脑卒中的风险。可以咀嚼口香糖来帮助戒烟。

◎ **节制性生活** 有研究表明，性兴奋可使交感神经兴奋，导致肾上腺激素分泌增加，小血管收缩，心率增快，导致血压升高。所以40岁以上的人要注意节制性生活，每周1次为好。

◎ **学会倾诉，排解悲伤** 现代医学研究表明，过度悲伤是诱发高血压的主要因素之一。心理学家认为，倾诉是解除心中悲伤的最好方法。

◎ **生活规律，以静为主** 生活规律、保证充足睡眠非常重要，可使血压相对稳定。

◎ **避免精神紧张，保持良好心态** 血压升高与情绪有关，因此要避免发

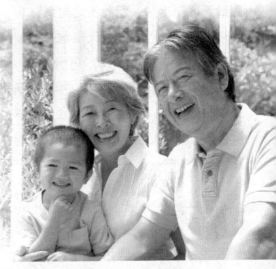

★ 保持良好心态，放松精神有利于血压保持正常。

怒，遇事冷静。

◎ **坚持多洗温水澡或温泉浴** 洗温水澡可使精神放松，有助于降低血压；温泉浴可改善大脑皮层和心血管功能，可使皮肤毛细血管扩张，从而使血压下降。

◎ **保持大便畅通** 排便时勿用力。

◎ **创造合适的环境** 工作环境和居住房间的色调最好是绿色、蓝色等冷色调，能使情绪安稳，不易发生冲动。

饮食调理自疗法

◎ 高血压患者禁忌这些食物：高脂肪食物；火腿、香肠等动物性食品；酒类；辛辣的食物（如咖喱、芥末等）；糖果、蛋糕等含糖量高的食品；咖啡、红茶等具有兴奋效用的饮料；含盐量高的食物，注意食物标签，如果食品含有氯化钠、苯甲酸盐或谷氨酸钠等但又没有意识到的话，就会摄入过量食盐。

◎ 高血压患者宜饮食清淡。多吃这些食物可赋予血管弹力：糙米；薯类、豆类；植物油（但不宜过量摄取）；海藻类（昆布、裙带菜、海苔等）；贝类、小鱼等含钙的食物；蔬菜类、水果类。

◎ 每天摄入早餐后，饮用1酒杯份量的醋。醋具有增加血管弹性及减少积存于血管中的胆固醇的作用。饮用时可以添加一些乳酸菌饮料帮助入服。

◎ 减少饮酒量，大量饮酒会增加血压升高的风险。前一天晚上大量酗酒能够明显升高第二天的血压。如果要喝酒也应一周内平均饮酒，避免酗酒。

◎ 烹调时可加适量草本植物如罗勒、麝香、迷迭香等，这些香料的应用对于降压有一定好处。

降压药切忌吃吃停停

家庭医生全程呵护

有的高血压患者经过一段时间的治疗，血压降至正常范围，便误认为高血压已经"治愈"，可以不必再继续治疗或者等血压高时再治疗。这样的话，必然造成血压忽高忽低，使血压不能得到长期良好控制。如果降压药吃吃停停或是突然停服降压药，可能会加重病情。若要停服降压药需先逐步减量。

如长期大剂量服用可乐定、硝苯地平等药物，若突然停药会发生血压骤然升高，即所谓的血压"反跳"，从而造成严重后果。长期服用美托洛尔（倍他乐克），突然停服有发生心动过速、血压上升、心肌梗死的危险。

◎ 研究表明大蒜里的化合物蒜精能降低胆固醇，也能降血压，最好每天吃1瓣。

◎ 多食芹菜，由于芹菜有利尿的特性，所以它可能通过减少血容量来降低血压。

多摄取这些营养素

◎ 钾是保持血压正常和心血管健康的关键因素。科学家相信这可能与钾能促使钠从人体细胞中分离出来，并能改变体液的特性有关。除此以外，钾还能影响血管的坚韧性，或者说抗耐性。杏干、烤土豆、洋李干、哈密瓜、香蕉、菠菜中含钾量丰富。

◎ 芸香素存在于植物的叶子、花和皮等部位，是一种黄酮类化合物。荞麦种皮中的芸香素含量非常丰富，可以和维生素C一起溶解在血液中，使微血管更坚固。

小偏方自疗法

◎ 苹果榨汁，每次饮100毫升，每日3次。

◎ 鲜萝卜汁1小杯，饮服，每日2次（烧心者忌服）。

◎ 芹菜500克捣成汁，分2次服用，当日服完。

◎ 醋浸花生米（连皮）一周后服用，每晚睡前嚼服10粒。

◎ 生大蒜头5克，吴茱萸3克，共研为细末，加醋调成糊状，于睡前敷于双脚涌泉穴，用纱布包扎，次日早晨除去，连用10日。

◎ 芹菜500克，苹果300克，苹果洗净连皮切碎，芹菜连根叶一起洗净切碎，共放入榨汁机内，榨汁后过滤，小火煮沸即可饮用。每日饮用2次，可以平肝降压、软化血管。

◎ 等量杭菊花、冬桑叶、夏枯草制成枕头使用。

◎ 菊花250克、玫瑰花150克、麦饭石500克，先煎麦饭石半小时，再将菊花等投入煎5分钟，待汤温降至40℃左右即可入浴，汤量以浸没身体为好。本方另有滋养皮肤的作用。

运动指南

◎ 有氧代谢运动是通向全面心身健康的桥梁。竞争性或爆发性的运动（如举重）会使血压升高，而轻、中度以锻炼耐力为目标的有氧代谢运动不但不会升血压，反而有利于血压下降。这些运动首推快步走路，也可选择慢跑、游泳、骑自行车、扭秧歌、跳健身舞、跳绳、爬山等。

◎ 每周至少运动5次左右，如果每天都能有规律的健身运动，最为理想；保持中等量运动，中等量运动是指运动中的心率达到（170－年龄）次

第3章　循环系统不适症状和疾病

/分。比如，65岁运动时的心率=170－65=105次/分。运动前可做准备活动，避免剧烈活动，运动结束后用10分钟放松。运动刚结束时计数的脉率（等于心率）最好比运动中的心率慢10%。运动结束即刻计数15秒内的脉搏跳动数乘以4为每分钟的脉率或心率，加上该数的10%即为运动中的心率。

例如，运动结束即刻计数15秒内脉率为30，运动结束时的心率为30×4=120，运动中的心率为120+120×10%=120+12=132（次/分）。

其他辅疗法

经常倾听、欣赏旋律优美、清淡典雅、节奏平稳的音乐，有助于缓解高血压。患者听音乐时要心神专注，全身放松，每次听音乐时间应掌握在1小时左右，每日2～3次。音量应在40分贝左右。

音乐曲目可选民族乐曲——《渔舟唱晚》《平湖秋月》《二泉映月》《春江花月夜》等，还可选伯拉姆斯的《摇篮曲》、德彪西的《月光》、圣桑的《天鹅》、海顿的《小夜曲》等。

注意事项 ✕

◎ 若多种降压方案仍不能控制血压，就应该警惕是否是继发性高血压。有些疾病会导致血压升高，如肾病等，继发性高血压者如不治疗原发病而只重视降血压，效果难以持久。

◎ 自行加大药物剂量以及采用其他方法，虽可较快降压，但会产生副作用或引发并发症。血压控制不佳需调整用药时，请咨问专业医师。

◎ 一般来说，宜晨起即服降压药，忌睡眠前服降压药。

家庭医生全程呵护

短程散步降血压

一项最新研究发现，虽然短距离散步和长距离散步在某种程度上都能降低血压，但是两者相比，短距离散步后的降压效果能持续11小时，而长距离散步的降压效果只持续了7小时。研究者建议高血压患者每天进行4次短距离散步。

对大部分人来说，没有时间散步是他们的最大问题。你可以这样想：我没有很长的一段时间去体育馆或在外面散步，但是我可以分别挤出10分钟的散步时间，这里挤10分钟，那里挤10分钟，4个10分钟的散步就可以轻松解决了。

这些数据你了解多少

血压水平、胆固醇和甘油三酯水准（加上饮食、锻炼方式、抽烟和遗传）决定着患心血管病的风险高低。了解一下这些数字吧。

1999年10月，中国高血压联盟公布的高血压新标准为：未服用抗高血压药物的情况下，收缩压等于或高于140毫米汞柱和舒张压等于或高于90毫米汞柱。

● 血压（毫米汞柱）

等级	收缩压	舒张压
理想的	120或90～120	80或60～80
正常的	129或90～129	84或60～84
正常偏高	130～139	85～89
轻度高血压	140～159	90～99
中度高血压	160～179	100～109
重度高血压	180或180以上	110或110以上

● 胆固醇（毫克/100毫升）（即LDL越低越好，HDL越高越好）

等级	低密度脂蛋白（LDL）	高密度脂蛋白（HDL）	总计
理想的	130或130以下	45或45以上	150
较高	131～159	—	151～239
高	160或160以上	—	240或240以上

● 甘油三酯（毫克/100毫升）

等级	总计
理想的	150或150以下
正常的	200或200以下
较高	200～400
高	400～1000
超高	1000或1000以上

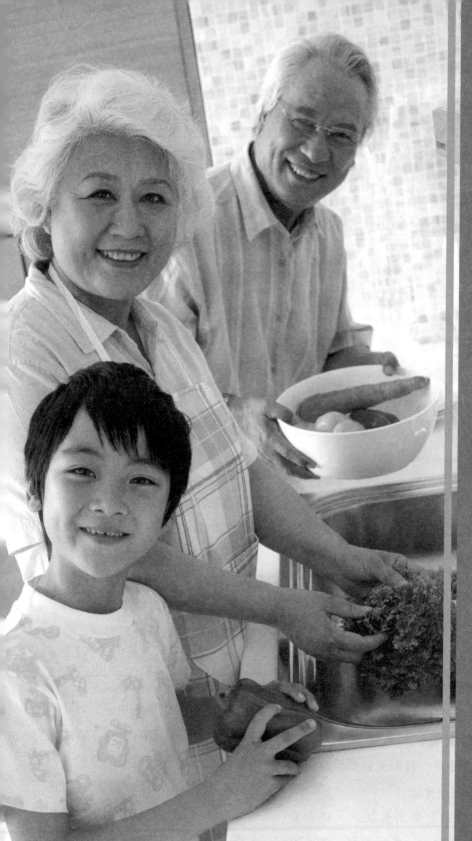

消化系统不适症状和疾病

食欲不振

疲劳或精神紧张可能导致暂时性食欲不振，这是属于正常现象。另外，过食、过饮、慢性便秘，也会引起食欲不振，但要注意一些潜藏的危机，如无缘无故或连续不断的食欲不振等。

自疗还是询医，症状是"裁判"

〔自疗〕看到食物没有胃口。

〔自疗〕东西吃到一半就不想吃了。

〔自疗〕偶尔感到恶心。

〔询医〕怀疑食欲不振可能是由其他疾病引起的。

居家调理自疗法

日常生活调理 ❗

◎ 生活要有规律。

◎ 久坐或是长期在办公楼里工作的人，应有意识的到自然界中散步，促进胃肠运动，舒缓一下神经。

饮食调理自疗法 🍴

◎ 就餐时应专心，保持愉快情绪，尽量避免考虑复杂、忧心的问题，纠正就餐时争论问题、安排工作的习惯。就餐环境优美、气氛温馨、光线充足、温度适宜、餐桌及餐具清洁卫生等，都能促进食欲。

◎ 科学的加工烹调有助于人体对食物的消化和利用。色彩美丽、香气扑鼻、味道鲜美、造型别致的食物，使人体产生条件反射，分泌出大量消化液，从而引起旺盛的食欲，利于食物消化吸收。另外，正确的食品加工，可以避免食物中营养物质的破坏。

◎ 要戒烟忌酒。

◎ 在进食上必须要做到定时、定量，不能因为繁忙而在饮食上马虎了事，饥一顿、饱一顿对健康是无益的。坚持定时进餐，到了进餐时间，就会产生食欲，分泌多种消化液，利于食物中各种营养物质的吸收。

◎ 茼蒿可以强化胃肠功能。对于食欲不好、胃肠弱、容易消化不良或常会感到腹部胀、经常打嗝的小孩，建议可以常给他吃茼蒿。茼蒿可以煮汤、拌菜或煮火锅，不妨多利用。茼蒿用水煮会有独特的芳香，但煮太久或放在水中过久，芳香与效用都会减退。因此不宜煮过久，汆烫一下就应立刻捞起。

◎ 加蜜的姜汤可以促进食欲，加蜜的姜汤自古以来就广泛被民间利用，做为身体虚弱、吃不下饭的孩子促进食欲良方。用开水把20克生姜所挤出的汁稀释成容易饮用的浓度后，加入蜂蜜或黑糖让孩子饮用，不但可以保暖身子，姜的气味也可以促进食欲。如果孩子怕姜的辛辣味，无法接受的话，可用它来煮鱼、肉，让姜味藏在其中，不过，有眼睛充血的时候不可食用过量。

小偏方自疗法

◎ 新鲜荸荠洗净，连皮浸泡于好酒中（高粱酒、米酒、薯酒均可），约30天后即可食用。食时取出荸荠去皮，嚼食，每日1次，每次3~7枚（不善饮酒者少食），连服3~5天。用于食欲不振、大便干硬者。

◎ 桂圆肉250克、白酒1500毫升，将桂圆肉置容器中，加入白酒，密封，每日振摇数下，浸泡30天即成。每日服桂圆肉2次，每次服25克。

◎ 青梅30克、黄酒100毫升，隔水蒸20分钟，每次温饮黄酒10~30毫升。

◎ 香附根60克，洗净切碎，用水、白酒各250毫升，浸泡3~5日，去渣，不拘时候，酌量饮之。

◎ 金橘600克、蜂蜜120克、白酒1500毫升。先将金橘洗净，晾干，拍松或切瓣，与蜂蜜一同放在白酒中，密封浸泡2个月即成。日服金橘2次，每次服15~20克。

按摩自疗法

◎ 按摩耳穴之大肠穴、小肠穴可以调理肠胃，对食欲不振、消化不良、腹痛、腹泻等症有效。大肠穴位于耳甲艇部位，耳轮脚上方前部，小肠穴位于耳甲艇内，耳轮脚上方中部。按摩时以拇指及食指指腹相对，或以小棒触压耳穴，力道适中，以身体能够承受的力量为佳，每天1~3次，每次揉压10~30次。两耳交替进行，直到耳部发热为止。

◎ 按摩拇指根可促进食欲。

防治措施

◎ 菜肴的调味及调理方式要以小孩的喜爱方式为主。味道较强的鱼肉或青椒、胡萝卜、洋葱等可以做成咖喱味道或加上蕃茄酱来掩盖它的味道。

◎ 要让食物看起来美味、容易下口，这并不是要过度去装饰食物，而是把食物串起来或用不同的盘子盛装，改变一下花样。

呃 逆

呃逆是由于某种刺激引起膈神经过度兴奋，膈肌痉挛所致。呃逆可以在多种疾病中出现，一般分为急性与慢性两类。嗝声不断，多而短促、声音响亮地呃逆，很快会自行消失。但也有例外出现。

 自疗还是询医，症状是"裁判"

〔自疗〕普通的打嗝，一般不多时就结束了，不会有害处。

〔询医〕尿毒症、腹膜炎、开腹手术之后发生，则必须特别留意。或是因胃肠道、呼吸系统、心脏病等疾病伴随出现时发生也要小心。

➕ 居家调理自疗法

饮食调理自疗法 🍴

◎ 忌食生冷食品，包括生拌凉菜和水果，以及难以消化的食品，如煎炸物。

◎ 出现呃逆时，可吞服温水5～8口，使胃气下降以治疗生理性嗝逆。

◎ 刀豆、生姜、荔枝、枇杷、饴糖

★呃逆出现时，可少量饮些蔬果汁。

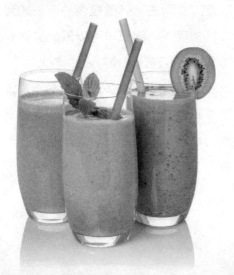

（麦芽糖）等食物有温胃通气止呃作用，尤其是受寒引起者。

小偏方自疗法 🏷

◎ 短暂憋气，或缓慢而稳定地吐气3～5分钟。

◎ 含一大口水，仰头，憋气，漱喉咙，然后吞下。打嗝不止，可多次反复。

◎ 冷天用热水袋，热天用冰袋敷横膈处10分钟。

◎ 久呃口干者可把核桃仁15克研碎，冲入生姜汤，每日1次，连服数日。

按摩自疗法

◎ 抬起下巴，以拇指和食指轻轻按压喉头两侧。

◎ 两手拇指蘸韭菜汁，两个少商穴（手拇指桡侧指甲角外）相对推擦，由轻及重，由慢而快，约5分钟。

◎ 如果孩子出现呃逆，可让患儿取卧位，用双掌横擦背部，以发热为度。

注意事项

◎ 重病久治效果不佳，并伴有短促的呃逆，很可能是脾胃气败的危险征象，当引起重视。

◎ 惊吓法、塑料袋闷气法、眼球压迫法、麻黄素口服法等治法对心脏病、高血压病、青光眼病患者有副作用，须谨慎使用。

防治措施

◎ **生活规律**　养成良好的生活习惯，每日三餐按时吃饭，吃饭不要过快，要充分咀嚼，每顿饭最好有汤或稀粥

搭配食用，以防一时性呃逆的发生。

◎ **穿宽松的衣服**　紧身的衣服会使胃肠道的气体被挤压出体外。

◎ **保持乐观开朗的情绪**　情绪不好会引发呃逆，呃逆经久不愈会使患者焦躁烦恼，这又会加重膈肌痉挛。

◎ **少食多餐，每次不要过饱**　尤其吃自助餐时，要避免进食过量。

◎ **不要吓唬正在吃东西的人，以防食物未经充分咀嚼即下咽而造成呃逆**　吃饭时要创造温馨、宽松的用餐环境。不要在吃饭时批评教育孩子，以防呃逆发生。

◎ **少吃寒凉及辛辣刺激性食物**　因为寒冷刺激可发生一时性呃逆，辛辣食物食入过量也可引起胃内积热而出现呃逆。

◎ **保持大便通畅**

家庭医生全程呵护

轻松止呃逆

★喝1口醋。

★用棉棒擦拭嗓子后部（后颈）。

★用手轻轻拉住舌头。

★深呼吸。

★慢慢地呷1杯冰水。

★屏住呼吸30秒或是做深呼吸。

★在舌下放1勺白砂糖，让其融化。

★草纸一张搓成卷条状，点燃后吹灭，让其冒烟，放鼻前，深吸烟气入肺。

★打嗝时用下齿盖住上唇，咬住，有助于止嗝。

消化不良

引起消化不良的原因很多，如胃和十二指肠部位的慢性炎症会使食管、胃、十二指肠的运动功能失调；患者的精神不愉快、长期闷闷不乐或突然受到猛烈的刺激等均可引起消化不良。

第4章　消化系统不适症状和疾病

自疗还是询医，症状是"裁判"

〔自疗〕偶有烧心，腹胀。

〔自疗〕轻度恶心，呕吐。

〔询医〕腹部压迫感，腹痛可放射至胸部。

〔询医〕腹痛持续6小时以上，可能是其他肠道疾病如阑尾炎引发。

〔询医〕持续呕吐，黑色或是血样大便，且伴有全身乏力等。

〔询医〕消化不良反复发作。

居家调理自疗法

饮食调理自疗法

◎ 饭前戒烟。

◎ 宜多吃新鲜木瓜、菠萝，这些食物是消化酶的最好来源。

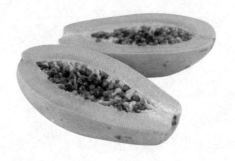

★木瓜中含有丰富的消化酶，有助于消化。

◎ 进食后休息，刚进食后便运动会减少胃的血液供应，导致消化不良。

◎ 消化不良者，应多吃高纤维食物，如新鲜水果、蔬菜和全谷食物。

◎ 避免过食烧烤、煎炸食品及咖啡、碳酸饮料、脂肪食品、土豆片和辛辣食品。

◎ 进餐时忌过量饮水，以免稀释胃液，妨碍消化。

◎ 平时宜多饮稀释的柠檬汁，特别是在晨起后空腹饮用，治疗效果更佳。

◎ 喝米汤，米汤及大麦清粥对胀气、排气及胃灼热等有效。

运动指南

快速行走或练体操均有益于胃肠

运动，促进消化。

按摩自疗法

按压足三里穴、合谷穴有助于改善症状。足三里穴位于膝盖下方凹陷约3寸（外膝眼下四横指、胫骨边缘凹陷处），左右各一。合谷穴位于手背拇指与食指间的凹陷处。

小偏方自疗法

◎ 小米、山药各适量，一起研成细末，煮成糊后加白糖适量食用。用于治疗小儿消化不良。

◎ 大麦芽、神曲各15克，用水煎服。适用于胃弱、消化不良、饱闷腹胀。

◎ 高粱子粒30～60克，用水煎服。

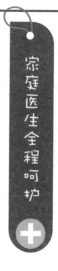
家庭医生全程呵护

饭后百步走，真能活到九十九吗

从消化生理功能来说，饭后不宜百步走。饭后胃正处于充盈状态，这时必须保证胃肠道有充足的血液供应，以进行消化。

饭后适当休息一下，可保证胃肠道能得到更多的血液供应量。根据脑生理科学家的研究表明，有些人的"吃饱"，不过是胃感觉到了胀满，而营养却没有吸收进体内，身体仍处于"饥饿"状态。在短短十几分钟的进餐过程中，吃进去的食物根本来不及消化，就更不用提吸收了。这个时候匆忙起身而走，势必会有一部分血液集中到运动系统去，这样就延缓了消化液的分泌，破坏了胃的正常消化，容易诱发功能性消化不良。

但是对于平时活动较少，尤其是长时间伏案工作的人，或是体型较胖或胃酸过多的人，如果饭后散步20分钟，有助于胃肠消化液的分泌和食物的消化吸收，是有利于身体健康的，但至少应在饭后20分钟后再开始活动。因为饭后胃内食物充盈，此时再进行直立性活动，就会加重胃的负担，引起或加重胃下垂。

特别是老年人消化功能减退者，如果饭后胃肠血液供应不足，不仅会影响食物消化吸收，还会引起消化不良症。

对于患有高血压、动脉粥样硬化等心血管疾病的老年人来说，饭后胃肠活动增加，胃肠部的血流增加，脑部及心脏的血流相应减少，饭后的确不宜立即"百步走"。

胃 炎

胃炎一般不会转变成胃癌。但是，如果胃炎等疾病不断反复发生，在这种慢性刺激下，将可能提高引发胃癌的风险。有研究表明，慢性萎缩性胃炎与胃癌的发生有一定关联。

自疗还是询医，症状是"裁判"

◎ 慢性胃炎

〔自疗〕中上腹不适、饱胀、钝痛及烧灼痛。

〔自疗〕食欲不振、嗳气、泛酸及恶心。

〔自疗〕上腹轻微压痛感。

〔询医〕出现呕血、便血，对任何食物均无欲望。

〔询医〕出现进行性消瘦。

〔询医〕上腹部持续性疼痛，特别是进食后上腹部疼痛加重或疼痛性质改变。

◎ 急性胃炎

〔自疗〕上腹痛、恶心及食欲减退。

〔自疗〕上腹、脐周压痛、肠鸣音亢进。

〔询医〕呕吐咖啡样物；剧烈呕吐、严重腹泻。

〔询医〕上吐下泻伴有畏寒、发热。

〔询医〕出现失水、血压下降、心悸、气短等早期休克表现。

〔询医〕剧烈腹痛或服药后腹痛不缓解者。

居家调理自疗法

◎ 生活要规律，确保充分的休息和睡眠，避免精神紧张和过度疲劳。

日常生活调理

◎ 抑郁、发怒、紧张，可导致胃平滑肌收缩、微小血管痉挛、胃自身保护修复机能减退等情况。故患者一定要思想达观、精神松弛、心情愉快。

饮食调理自疗法

◎ 进食规律，宜细嚼慢咽，以利于胃的消化，不暴饮暴食。

◎ 进食营养丰富而容易消化的食物，避免进食粗糙的食物，根据病情变化，可进食流质或半流质食物。

◎ 对于暴饮暴食引起的急性胃炎来说，应禁食一天，只补充水分。轻症的仅用这种方法即可缓解大部分症状。待症状消除后，即可逐渐吃点稀饭或容易消化的食物，大约从第三天起，就能恢复正常饮食。

◎ 萎缩性胃炎胃酸分泌相对减少，患者可适当多吃一些酸性水果、酸奶、肉类荤汤、醋等，以促进胃液分泌。应以少食多餐为原则。香辣调味料能促进胃液分泌、增加食欲，可以适当食用。

◎ 胃酸分泌亢进时（表现为泛酸、烧灼感、多食易饥），可多吃些碱性食品，如绿叶蔬菜、苏打饼干等。避免食用大量辛辣食物及酒精类饮料、咖啡、红茶、绿茶等含有较多咖啡因的饮料，避免摄入用肉或鱼提炼的高汤等增加胃液分泌的食品。另外，含纤维多的坚硬食物和碳酸饮料也不宜摄取。口味过重、过冷、过烫的食物也应少吃。

小偏方自疗法

◎ 猪肚1只、苏梗10克、生姜4片、花椒1.5克、陈皮10克，共煮至猪肚酥即可喝汤食肚。

◎ 等量芡实、莲肉、大枣、山药、薏米、党参、焦白术、茯苓、甘草研成细粉，每次取30克，开水冲食，或加

米烧粥吃。

◎ 慢性胃炎虚证患者一般体力较弱，若轻压其心窝部会产生疼痛等反应，中老年人最为常见。这类患者伴随有口中苦涩症状时，以六君子汤为佳；伴随有腹泻症状时，则以人参汤为佳。如果体力一般而有胃胀不消化、用手压心窝部附近会听到啪嚓啪嚓的水声等症状，则以平胃散治疗为宜。体力充沛的人，压其心窝部如有疼痛等症状时，宜服用半夏泻心汤、黄连汤。

◎ 玉米、白扁豆各60克，木瓜15克，水煎后饮汁。

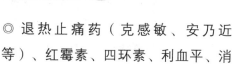

注意事项

◎ 退热止痛药（克感敏、安乃近等）、红霉素、四环素、利血平、消炎痛、磺胺类、激素类均有刺激损伤胃黏膜作用，应尽量避免使用。

◎ 有些患者因胃部饱胀、嗳气，误认为消化不良，便取多酶丸（片）服用，这会加重对胃黏膜的损伤。

防治措施

一定要吃早餐。睡眠时胃液的分泌量极少，但是一觉醒来，胃液将大量分泌。如果不吃早餐，就没有可供消化的东西。这样胃液将直接刺激胃黏膜，可能会造成糜烂或溃疡等问题。

胃及十二指肠溃疡

胃溃疡与十二指肠溃疡均属于消化性溃疡，是由于胃肠黏膜被消化液自身消化而造成的黏膜肌层的组织损伤，主要依靠胃镜明确诊断。男性更容易患十二指肠溃疡，女性更容易患胃溃疡。幸运的是胃及十二指肠溃疡相对较易治疗，幽门螺旋杆菌感染是溃疡病的主要病因，在多数情况下，可以用抗生素治疗。

自疗还是询医，症状是"裁判"

〔自疗〕上腹部疼痛，胃溃疡在饭后疼，十二指肠在空腹或半夜痛，通常在服用抗酸药后缓解。

〔询医〕呕血及黑便，大便潜血试验阳性，头昏、眼花、无力、口渴、心慌、心动过速、血压下降、昏厥甚至休克。

〔询医〕突然出现剧烈腹痛，开始于右上腹和中上腹，持续而较快蔓延至脐周，以至全腹。腹痛可因翻身、咳嗽等动作而加剧。

〔询医〕腹痛常伴有恶心、呕吐、烦躁不安、面色苍白、四肢湿冷、心动过速等。

〔询医〕呕吐量可超过1升，内含发酵宿食，即呕吐隔夜食物。同时可感上腹部饱胀不适，伴食欲减退、嗳气、反酸等。

居家调理自疗法

日常生活调理 !

◎ 戒烟，香烟中的一些成分会造成消化道黏膜的血流减少，吸烟者患溃疡的比例约为不吸烟者的两倍，同时治愈率也较低。

◎ 出血量多时应绝对卧床休息，尽量少活动。

◎ 胃、十二指肠溃疡除和甜味食物及酒类摄取过量有关外，还和精神方面的烦恼、焦虑积压有关联。所以心境要平静，情绪要乐观。忧愁紧张情绪会使胃肠肌肉痉挛，供血不良，不利于创伤面保护修复。

饮食调理自疗法 🍴

◎ 规律用餐，细嚼慢咽。细嚼慢咽可促进唾液的分泌，减少胃的负担。

◎ 避免食用油腻或坚硬等不易消化的食物和过热或过冷的食物，以及食用大量辛辣等刺激性较强的调味料制成的食物。

◎ 饮食过量会增加胃的负担，因此在饮食量上也应有所控制。

◎ 空腹时会感到胃痛的患者，可以采取少食多餐的方法。

◎ 牛奶具有保护胃肠黏膜的作用，每天稍微加热后饮用，效果也不错。

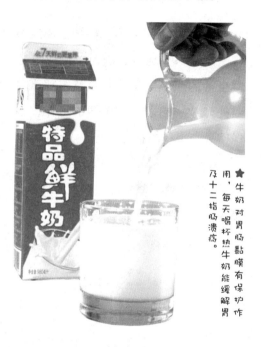

★ 牛奶对胃肠黏膜有保护作用，每天喝杯热牛奶能缓解胃及十二指肠溃疡。

◎ 戒酒，并避免甜度高的零食、浓红茶、绿茶、碳酸饮料、醋、海鲜、巧克力等。

◎ 出血时应暂禁食。出血停止或缓慢少量时，可以进食半流质饮食或软食，如薄粥、厚藕粉羹、烂糊面、豆腐羹、蛋羹等。

◎ 咖啡、柑橘类水果和果汁等被公认为会加重溃疡症状。

◎ 每天喝约1升甘蓝汁，坚持3周后会

有效果。甘蓝的抗溃疡能力来源于一种能够刺激胃黏膜增生的氨基酸。

◎ 食用蜂蜜。蜂蜜具有非常强的抗菌特性。

小偏方自疗法

◎ 服用柴胡桂枝汤、六君子汤、四逆散等中药有效。这三个方子中都含有甘草，甘草已被证实具有抗溃疡的作用。柴胡桂枝汤和四逆散中的柴胡具有镇静、抑制胃液分泌的作用。

◎ 将3个新鲜的土豆磨碎，然后绞去汁液，倒入砂锅中，开小火熬煮7~8个小时，蒸干水分。砂锅底将会出现如同墨一般漆黑的东西，刮取下来。每天1次，每次分量为一茶匙，于空腹时用水服下。一般1个月左右的时间就会有疗效。

◎ 将2大匙的红豆及一包扁蓄草放入锅中，加入5玻璃杯水，小火煎煮至剩一半份量时为止。一天分3次，不限饭前或饭后，代茶水饮（红豆和扁蓄草可以到中药房购买）。对轻度溃疡或已演变为慢性溃疡者，这项疗法约1个月的时间可见到效果。

◎ 饮用土豆榨出来的汁也会有疗效，每天只需1个土豆就可以了。

◎ 用艾灸疗法对于胃溃疡或十二指肠溃疡有一定疗效。在位于心窝和肚脐之间正中处的中脘穴和膝关节下方的足三里穴，各施以15颗米粒大小的艾柱，施灸时间以空腹时为宜。当前一颗艾炷燃尽时，只要将新的一颗艾柱叠置于其上即可。

◎ 适量黑木耳、大枣烧成甜羹食用。

◎ 鲜圆白菜汁，每次1杯，每日2次空腹温服。

◎ 适量牛奶加大米煮成奶粥食用。

◎ 菱角果壳120克，水1000克，煮沸半小时，滤取煎液保存于温水瓶中，每晚睡前、晨起及午睡起床后各喝1～2杯，连服1个月。

按摩自疗法

◎ 仰卧，腹部放松，手指稍弯，并使指尖扣在同一平面，轻贴于腹部，上下颤动如鸟啄样，频率以每秒3～4次为宜。用力需柔和，从上腹部剑突下至肚脐缓慢来回往返移动，左右手交替进行。一般10分钟后，可听到肠鸣音，随着腹中胀气排出而缓解疼痛。

◎ 患者仰卧，右手掌放于上腹部，左手轻压于右手背上，稍用力向右下腹按摩，经下腹、左下腹，回到上腹部，反复30次左右。更换左手后，反方向再次按摩30次。

注意事项 ❌

◎ 阿司匹林、利血平、复方降压片、消炎痛、克感敏、强的松、可的松、硫酸亚铁、人造补血药、红霉素、四

环素等药都具有刺激、损伤胃黏膜的不良反应，应尽量减少使用。

◎ 若感觉稍微好些，便不再服药和控制饮食，过多操持家务，则会导致疾病复发。因此，一般自疗要坚持1个月以上。

防治措施

◎ 消化性溃疡和身体、精神上的压力有密切关系。应保证充足的睡眠、放慢生活的步调。尽量避免熬夜加班、四处奔波、出差等不规律的工作，以保持身心平稳的状态。

◎ 每天饮3小杯绿茶，尤其是龙井茶，有助于抑制幽门螺旋菌，减少患溃疡的概率。

★ 每天饮适量绿茶，可减少患胃溃疡的概率。

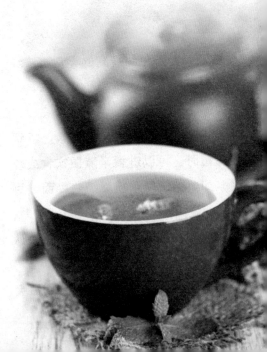

胃肠炎

胃肠炎通常因微生物感染引起，也可因化学毒物或药品导致，典型表现为腹泻、恶心、呕吐及腹痛。对于健康成人，胃肠炎通常只会引起不适感及生活上的不便；对于重病、虚弱、年幼的人却会出现较严重的脱水和电解质紊乱等。

自疗还是询医，症状是"裁判"

〔自疗〕恶心，呕吐。

〔自疗〕腹泻，腹部痛。

〔自疗〕发热，虚弱。

〔询医〕以上症状持续2天，体温达到39℃。

〔询医〕严重的腹痛和腹胀，可能患有其他疾病。

〔询医〕极度口渴，尿少，口干，出现脱水症状。

居家调理自疗法

日常生活调理

◎ 吸烟会影响胃黏膜的血液供应以及胃黏膜细胞的修复和再生，因此若有吸烟史则应戒烟或少吸烟。

◎ 平时注意腹部保暖，避免受凉。

◎ 要特别注意饮水卫生，不要喝生水；饭前便后要洗手，生食蔬菜瓜果要洗净后再吃，不要吃腐烂变质食物。不要食用变味的鱼类和海鲜制品，尤其是不要随意吃街头小贩出售的手工制作的冷饮和食品，以免造成胃肠炎或其他疾病的感染。

◎ 病人的呕吐物、粪便以及咳嗽和打喷嚏的飞沫具有传染性，密切接触者应该注意个人防护。

◎ 经常打扫室内外环境卫生，消灭苍蝇、蟑螂。

◎ 对于盛过可能变质肉的容器、用过的刀板要严格消毒，手要彻底清洗。

饮食调理自疗法

◎ 坚持每天晨起空腹饮上一杯白开水，既充分起到"内洗涤"的作用，又刺激肠道，促进及时排便。

◎ 饮食有节，一般以七八分饱为度。

◎ 食物宜熟软。患有胃肠炎后，胃肠功能也随之降低，需饮食熟软。而且这时人体抵御病菌侵入的能力下降，加热灭菌可预防病菌栖息和滋生，有助于恢复胃肠功能。

◎ 平日多吃些新鲜蔬果，可有效地缩短肠内物在肠中停留的时间。

★ 苹果中含纤维素可刺激肠蠕动，加速排便，具有通便作用，可以减少食物在肠中停留的时间。

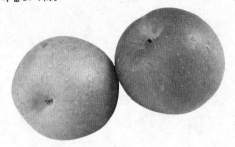

◎ 避免各种刺激性食物，如烈性酒、浓咖啡、生蒜、芥末等，同时避免吃过硬、过酸、过辣、过咸、过热、过冷及过分粗糙的食物。可选用温和食物，避免对胃肠黏膜产生不良刺激的因素，创造有利于黏膜修复的条件。食物要细、碎、软、烂，烹调方法宜采用蒸、煮、炖、烩与煨等。

◎ 对于隔餐的饭菜和从市场买回来的熟食，需重新加热后再吃。

◎ 乳制品和经加工的鱼肉类食物，如果在室温下放置过久，不宜食用。

◎ 要注意用微波炉加热的食物，中心的温度够热才可进食。需要注意的是，微波本身没有杀菌的能力。

◎ 如果发现罐头类食物的容器有所损坏，或里面食品有异味，即应丢弃。

◎ 不可吃生芽的土豆。

◎ 豆制品如果发酸或有黏黏的感觉，

就不要再食用。

◎ 注意酸碱平衡，胃酸过多时，可多食用牛奶、豆浆或带碱的馒头以中和胃酸。

小偏方自疗法

◎ 猪肚1只、黄芪30克、桂圆肉30克、砂仁5克，加调料煮熟后分次食用。

◎ 鲫鱼500克、黄芪15克、枳壳15克，加调料烹制食用。

◎ 以醋浸去皮留蒜瓣备用，吐泻时每餐食蒜瓣6瓣，每日3次，可缓解肠炎症状。

运动指南

每天进行仰卧起坐锻炼2～3次，每次50个。

按摩自疗法

◎ 坚持食后按摩腹部数百遍，以促进腹腔内血液循环，加强胃肠消化功能，对消化不良、慢性胃炎、慢性肠炎、胃肠神经官能症等疾病都有较好的作用。

◎ 按压足三里穴，足三里穴位于膝盖下方凹陷约3寸（外膝眼下四横指、胫骨边缘凹陷处），左右各一。大拇指按压在足三里穴上持续1分钟，然后在对侧腿上重复1次，按压3～5次，有酸胀感为宜。

这些药或许适合你

补中益气丸、十全大补膏、乌鸡白凤丸。

注意事项

有些药物对食道和胃黏膜有刺激性，忌在餐前食用，一般在就餐30分钟后服用为好，如布洛芬、消炎痛、保泰松等药物。

防治措施

◎ **保证食品和饮水卫生**

◎ **用醋和大蒜消毒** 如果外出吃饭，可以向服务员要一碟醋和几瓣蒜，蘸着醋就着大蒜结束这顿饭会给你的健康上一份保险。

◎ **消毒家庭用品** 餐具、毛巾、衣物固然要严格消毒，马桶、厕格、水龙头开关也要消毒，不能忽略。

家庭医生全程呵护

肠道年龄是什么

所谓"肠道年龄"，实际上就是随着生理年龄的增长，肠道内益生菌与有害菌等菌群势力分布变化的阶段反映。研究表明，婴儿刚出生时肠道内没有任何细菌，出生后第5天开始出现双歧杆菌，以后以较为迅猛的速度增加，最终可达到90%以上，而有害菌则剧减至10%以下，此种格局贯穿整个成年期，不会有大的改变，但步入老年期后，双歧杆菌等有益菌却趋于下降，大肠杆菌等有害菌比例上升，便秘、大便异味、肠胀气等症状出现主要源于此。

有害菌群比例的升高无疑会加速人体的衰老过程，为生病创造有利条件，缩短人的寿命。一般说来，健康人的"肠道年龄"与其生理年龄是基本平行的。可实际上，由于不健康的生活方式，相当多的人"肠道年龄"有不同程度的提前衰老。为保持肠道的年轻和活力，您需要注意以下几点。

★不滥用抗菌药，特别是不随便使用口服抗菌药，尽量避免误伤双歧杆菌等有益菌，不给有害菌兴风作浪的可乘之机。

★多吃富含维生素与纤维素的蔬菜、水果、薯类、豆类、全麦类等食物，有力地抑制有害菌群的增殖。

★常饮牛奶，或服一点蜂王浆、人参等，这些食品中含有较多的双歧因子，有利于双歧杆菌"壮大阵容"。

便 秘

正常情况下，人每天至少大便一次，若粪便滞留肠内过久，水分被过量吸收而使粪便干硬，会导致排便困难。排便次数少于正常次数且超过48~72小时者，称为便秘。

自疗还是询医，症状是"裁判"

〔自疗〕成人3天未解大便，儿童4天未解大便。

〔自疗〕大便硬结，以至排便困难、疼痛。

〔询医〕便秘伴有发热、下腹痛，大便为稀薄便。

〔询医〕年老、活动不便的人一周以上的便秘。

〔询医〕便中带血，可能伴有其他疾病。

居家调理自疗法

饮食调理自疗法

◎ 肥胖而体内有热的人，在饮食方面宜多吃蔬菜、水果；纤瘦而体内寒凉的人，应减少摄入寒凉的水果。

◎ 多喝开水，大便的质地与次数和饮水量有关，肠腔内保持足量的水分有助于软化粪便。

◎ 有些患者喜欢食用牛奶、乳制品、蛋类等，其实这些食品均会加重便秘，应少吃为佳。

◎ 食用芝麻杏仁糊，黑芝麻有润肠通便的效果，平时可取少量芝麻粉和杏仁粉混合，以水冲泡饮用，是美味的养生食物。

◎ 增加膳食纤维摄入量。每天至少吃2种谷物、5种不同类型的水果及蔬菜，可促进胃肠蠕动，帮助排便。

◎ 多喝苹果汁。在苹果汁中含有一种天然的糖——山梨糖，它能帮助肠道获得放松，只要一杯便足够刺激"懒惰而不爱蠕动"的肠道，助其恢复活力。

◎ 吃早餐。

多摄取这些营养素

◎ 1克酸奶中有100万个以上的乳酸菌。乳酸菌可以维持肠道菌群生态平衡，通过产生大量的短链脂肪酸促进肠道蠕动及肠道菌体大量生长，从而防止便秘。

◎ 将芦荟叶子折断时，渗出的独特苦

味的成分是芦荟素。芦荟素可以刺激S字状结肠，促进大肠的蠕动，将粪便排出体外。同时，还可以增加肠内益生菌数量，有助于代谢废物排出体外。

● 不同便秘者的食疗方法

病因类别	病因详解	食疗方法
肠道益生菌不足者	服用抗生素或其他药物后，肠道内益生菌群遭到破坏，引起便秘	食用酸奶、蜂蜜等食物增加肠道益生菌数量
饮食中缺少膳食纤维者	不规律进食或无暇顾及均衡营养的摄取，导致膳食纤维食物摄入不足	饮食上注意补充芹菜、橙子、全麦食品等含膳食纤维量高的食物
饮水不足者	忙起来顾不上喝水，肠道内干燥，肠内容物不易排出。有些人即使补了水，便秘问题也没有得到改善，这可能因为饮水方式不正确：一口口慢慢喝水，不要等到渴了再喝，也不要一次性喝太多	每天在固定时间喝下一定量的水，如每天早晨空腹饮水500毫升（1大杯）。这样有利于软化肠内容物，帮助排便。长期坚持便能养成早起排便的好习惯
过度劳累、精神紧张者	过度劳累、精神紧张会抑制肠蠕动和消化液分泌，从而引起便秘	胡萝卜中含有丰富的维生素，食用后有助于肠蠕动
久坐不动者	久坐不动，身体缺乏运动，肠道肌肉就变得松弛，蠕动功能减弱。再加上女性腹肌天生较弱，送便排出的力量小，因此容易出现便秘	方便的话做仰卧起坐50个左右，或沿着结肠走向顺时针按摩腹部，促进肠蠕动。每隔1～2小时站起来活动一下身体
排便习惯不佳者	工作紧张忙碌或早晨时间紧迫，有了便意也不及时排便，常常忍着，导致直肠感觉神经变得迟钝，出现习惯性便秘	除了养成良好的排便习惯，还要吃一些润滑肠道的食物，帮助排便，如香蕉，但香蕉虽然能润滑肠道，却不能进食过量，一日1～3根即可，否则会引起或加重便秘

小偏方自疗法

◎ 将肥皂削成菱形，塞入肛门内，静卧片刻再临厕，但不可常用此法。

◎ 黑芝麻20克，当归、肉苁蓉、柏子仁各15克，杏仁9克，水煎服，每日2次。可改善肠燥型便秘。

◎ 黑芝麻60克，杏仁5克，大米70克，浸水后捣烂成糊，煮熟加糖吃；或是

黑芝麻、核桃肉各30克，捣烂，开水冲服。可用于大便干硬、湿热便秘。

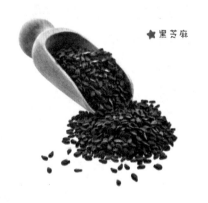

★黑芝麻

◎ 黄豆皮120克，水煎，服用，可用于习惯性便秘。

◎ 甘薯数个，加水煮熟，去皮蘸蜂蜜食用。

◎ 甘薯500克，去皮切成块，加水适量，煮熟，加入生姜3片，红糖适量，再煮片刻，即可食用。有宽肠通便、益气生津、补中和血的作用，可用于老人肠燥便秘，女性产后血虚便秘。

◎ 取干燥薄荷约5克，如果是新鲜薄荷则需约10～15克，洗干净后放入壶中，以热水冲泡，静置5分钟左右即可饮用。如果喜欢甜味，可以加一点糖，但应尽量减少糖分摄取。

◎ 土豆捣汁，每日清晨空腹服50克。

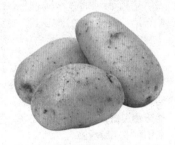

★将土豆捣汁，可以改善便秘症状。

运动指南

◎ 单脚跳跃、跳绳、跑步和暴走可以促进肠部的蠕动。

◎ 体质较差、腹肌收缩无力的人，应多从事体力劳动或体育锻炼。

◎ 大便时将臀部轻轻上下晃动，经过一段时间，大便就会顺着肠壁往下滑落，最后排出肛门，不需要用力屏气。

◎ 仰卧，上肢不动，两腿伸直，两脚交替下蹬，每秒蹬1次，每只脚蹬100～200次。体能好者可以增加蹬的次数。必须尽力而为，才能收效显著。

◎ 两手叉腰，将腰腹部从直立位置向左，再向前、向右，最后顺时针方向平转，再按相反方向转动，反复进行5～10分钟。每天2～3次。

按摩自疗法

◎ 取坐位，用手掌跟按顺时针方向按摩腹部，早晚各5～10分钟。

◎ 以手指指面或指节向下按压支沟穴（位于手背腕横纹正中以上四指宽处），可辅助治疗腹胀、便秘，对于肩臂酸痛、小便困难也有疗效；以鱼际（即拇指根部隆起处）推揉或指腹按压阴陵泉穴（位于小腿内侧、胫骨头内侧凹陷处），对便秘、恶心呕吐有良好疗效。

◎ 每日大便前，用大拇指压迫内庭穴（第2、第3脚趾缝端），每次压2～3分钟，尤适用于热结便秘者。

◎ 起床后排空小便，喝凉开水500毫升，站立，右手掌心放在右下腹部，左手掌心重叠在右手背上，按顺时针方向，从下腹部按摩上提至右侧肋部，推向左侧肋部，再向下按摩到左下腹部即可，反复按摩30～50次，每天1次，连续15～30天。

◎ 当手边有圆玻璃瓶时，顺手拿来放在腹部滚动，能够促进肠子蠕动。

这些药或许适合你

四消丸适用于气滞性便秘；润肠丸适用于肠燥性便秘；补中益气丸适用于气虚性便秘。

注意事项

◎ 孕妇应慎用泻药，以免伤及胎气，甚至流产。

◎ 对于老年体弱、气血亏损者，决不可图一时之快而强泻之，以免伤正气而加重便秘。

防治措施

◎ 养成良好的生活习惯，有便意时要及时排便，不要刻意抑制。这样可以使人的排便感始终保持正常状态。每天解大便宜定时，不论是否能解出大便，都要定时临厕，以便建立良好的排便条件反射。

◎ 不要过量饮酒。中医认为酒易产生湿热而致便秘。

◎ 适当的活动有助于饮食的消化、吸收，同样可帮助排便。

◎ 及时治疗有关疾病。有关疾病的治疗对预防大便秘结亦有一定的作用。如过敏性结肠炎、大肠憩息炎、结肠

肿瘤、结肠狭窄；甲状腺功能低下、糖尿病；子宫肌瘤；铅、汞等金属中毒。

◎ 晨起空腹饮一杯淡盐水或蜂蜜水，配合腹部按摩或转腰，加强通便作用。

◎ 在每天晚上临睡前，用热水或药物泡脚，四趾通胃、胆经，可有效预防便秘的发生。

◎ 少吃辛辣食物，辛辣食物很容易产生内热且消耗人体水分。

◎ 避免长期精神紧张，疲于工作。否则会使大脑神经只停留在工作上，而对排便刺激的感受性降低。

◎ 保持轻松愉快的情绪，以免因精神紧张抑制排便反射。

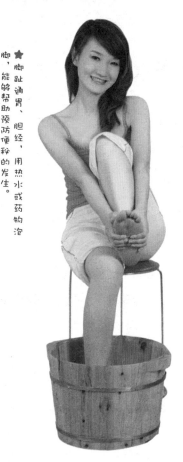

★ 脚趾通胃、胆经，用热水或药物泡脚，能够帮助预防便秘的发生。

腹 泻

腹泻是消化系统疾病中的一种常见症状。人们一般都认为腹泻不是病，只是因为着凉、饮食不洁或其他不起眼的原因引起的，吃点止泻药就可以了。其实不然，腹泻也可能是其他疾病引起的症状，不可纯粹止泻。

📋 自疗还是询医，症状是"裁判"

〔自疗〕频繁或是水样便。

〔自疗〕开始服用某种新药后出现水样便，应停药观察一段时间。

〔自疗〕紧张或抑郁的时候出现水样便，应考虑调节心理问题。

〔询医〕反复水样便并有恶臭，呈白色或是黄色，胃肠胀气，胃绞痛或腹泻伴有黏液样便。

〔询医〕反复发作水样便并伴有咳嗽、颜面潮红。

〔询医〕如果腹泻持续48小时仍未见好转，或者腹泻伴有其他像发热、疼痛或便血等症状，应该马上去看医生。

➕ 居家调理自疗法

饮食调理自疗法 🍴

◎ 对于轻度或者重度急性腹泻患者，在最初一两天内，都应该少食多餐，应该多吃一些清淡、富有营养、易消化的食物，"一步一个脚印"，待病情好转数日后再逐渐过渡到正常饮食。

◎ 腹泻时吃苹果泥可以增强肠胃功能，增加肠内的益生菌，抑制引起腹泻的有害菌繁殖，改善腹泻。有意思的是，在便秘时大口咬苹果，可以刺激胃的蠕动，有助于清扫肠子，促进有害物质的排泄。

◎ 大枣、山药、栗子、薏米、扁豆、糯米、莲子肉有健脾厚肠止泻作用，不妨相对多吃点。

◎ 饮食宜选易消化、少渣滓的，如鸡蛋面糊、豆浆、细面条、豆腐脑等。并忌食生冷食物。

◎ 忌生吃大蒜。

◎ 在腹泻时吃奶类制品会使病情加剧，因为在腹泻时会失去消化乳糖（牛奶中的一种糖）的能力。

◎ 在腹泻时体内会丢失大量水分，所以每天要补充大量水分。

小偏方自疗法

◎ 蒜1头、生姜3片捣烂敷于脐上，胶

布固定，每晚调换。

◎ 山药30克、炒米仁15克、车前子10克，加适量大米煮粥。

◎ 艾叶、柿蒂、石榴树叶各15克，干姜10克,将药研粉炒热布包后敷于脐部。

◎ 泡覆盆子茶时，用一杯烧开的热水，放入2茶匙覆盆子，泡2～3分钟，喝之前过滤冷却。覆盆子叶中含有丹宁酸，这是一种可以减轻肠道炎症的物质。

◎ 栗子肉30克、大枣10个、茯苓12克、米60克，一起煮粥，加白糖调味后食用。适用于脾胃虚寒引起的腹泻。

◎ 栗子粉煮成糊状，加白糖，可辅治小儿腹泻。

运动指南

双手叉腰，两脚分开同肩宽，两膝微屈，臀部做前左后右的逆时针转动；可按摩腹部，每日多次。

按摩自疗法

◎ 用力按揉天枢穴、足三里穴，每穴3分钟左右。天枢穴位于肚脐两边2寸处；足三里穴位于外膝眼下四横指，胫骨边缘凹陷处。

◎ 用手掌根从腹部外围左下方开始，按逆时针方向慢慢推揉至右下腹，3～5分钟后再在脐周、脐下揉摩3～5分钟，最好产生热感，每日数次。

其他辅疗法

用热毛巾或热水袋等物品盖住肚脐，可以改善腹泻，可以一边热敷一边看电视呢。

注意事项 ✕

◎ 服药过多过杂，可能会扰乱肠道功能。如果停药休养，腹泻可能会停止。

◎ 急性腹泻时，先不要用市售止泻成药，最好能让肠道自行调整，将细菌等引起腹泻的食物排除干净。

防治措施 🌱

◎ 养成良好的卫生习惯，如饭前、便前、便后要洗手。平时生吃瓜果要洗干净。

◎ 饭后半小时吃水果，这样可防止水果太凉刺激胃肠引起腹泻。

◎ 脾胃虚弱、平时容易腹泻的人要少吃油腻、油炸、不易消化的食物。

◎ 夏天肠道疾病容易发生，如果在外面吃饭，吃饭时吃生蒜1～2瓣，有助于防止肠道传染病。三伏天要防寒湿的侵袭，不要露天睡觉，睡觉时腹部不要暴露，以免受凉而致腹泻。另外，一天中不要吃太多冷饮，儿童尤其要有节制。

肝 炎

肝炎是肝脏疾病的统称。一般常见的是甲型肝炎、乙型肝炎、丙型肝炎，丁型肝炎最为少见，同时也最危险；戊型肝炎主要发生在墨西哥和非洲；多数甲肝病人可以完全恢复。

自疗还是询医，症状是"裁判"

〔询医〕食欲下降。

〔询医〕乏力、肌肉或关节疼痛。

〔询医〕恶心、呕吐、腹痛。

〔询医〕持续的流感样症状或其他更为严重的表现。

〔询医〕朋友或家庭成员发生了肝炎，怀疑自己被感染。

居家调理自疗法

日常生活调理

肝炎急性期应该绝对卧床休息。慢性稳定期肝炎，虽不必完全卧床休息，但应该注意活动量，以不觉疲劳为好。

饮食调理自疗法

饮食宜清淡和容易消化。不要追求高糖、高蛋白、高维生素。

小偏方自疗法

◎ 猪肝100克、大枣10枚、田基黄60克一起煮，去药后食肝喝汤。

◎ 薏米50克、绿豆15克，加米煮粥。

◎ 红豆50克、生薏米30克、茯苓20克，加米煮成粥吃。

◎ 银耳、枸杞子适量制成甜羹食用。

◎ 猪肝150克、黄瓜根12克，加调料烹制成菜食用。

◎ 大麦芽、茵陈各30克，陈皮10克，用水煎服。

◎ 黄豆60克，白菜45克，用水煎服，每日1次，可辅助治疗急性黄疸性肝炎。

◎ 花生30克，再加大枣、冰糖同煎，睡前服用，痰湿重时，加薏米同煎，每日1次，30天为1疗程。可用于急性肝炎。

◎ 大枣、山药、糯米各适量，一起煮粥，适用于脾胃虚弱、慢性肝炎等症。

◎ 食醋，每日3次，每次30毫升。15～30天为1个疗程，也可作预防性服用，剂量酌减，可加糖调味，可用于病毒性肝炎。

◎ 去皮生梨浸醋，常食之。

◎ 急、慢性肝炎：醋1000毫升（糯米醋更佳），鲜猪骨（以脊椎骨为佳）500克，红、白糖各200克，置锅内共煮（不加水），至沸后30分钟取出过滤，饭后服，每日3次。成人每次30～40毫升，小儿（5～10岁）10～15毫升，1个月为1个疗程。

◎ 鸡蛋1～2个，绿茶1克，蜂蜜25毫升，先将水300毫升煮沸，加入绿茶、鸡蛋、蜂蜜，再煮至蛋熟。每日早餐后食，45天为1个疗程。

◎ 鸡蛋2个，枸杞子30克，加清水同煮，蛋熟去壳再煮，饮汤食蛋，连服3～5天。

注意事项 ✖

◎ 一些患者以为转氨酶正常即为治愈，从而放弃调养，使病迁延不愈，甚至发展为慢性肝炎、肝硬化。

◎ 某些药物，如四环素、红霉素等有损肝的不良反应，长久服用会引起药物性肝炎。患者不要误将此种肝炎当作传染性肝炎自疗。而且长期滥用药物会加重肝脏负担，反而会影响肝功能的恢复。

防治措施 🌱

◎ 接种乙肝疫苗，乙肝疫苗接种的首选对象主要是新生儿，其次是幼儿和医务人员、托幼机构工作人员等高危人群。

◎ 阻断乙肝病毒传播途径，在生活中要避免乙肝病毒的传播，理发用具、杯具和餐具要严格消毒；医务人员接触患者血液和体液时要戴手套；要推行安全注射，对牙科器械、内镜等医疗器具要严格消毒；不要共用剃须刀、牙具等。如果性伴侣是乙肝病毒携带者，本人应接种乙肝疫苗。

◎ 意外接触乙肝病毒感染后要及时就医，在医生指导下对症处理。

◎ 在预备食物和进食前或如厕后，切记洗手。

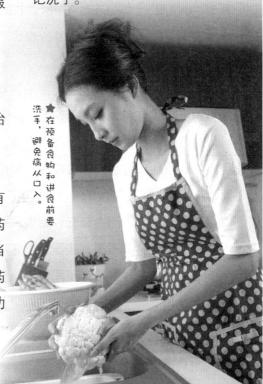

★ 在预备食物和进食前要洗手，避免病从口入。

乙肝五项检查的相关知识

乙型肝炎五项检查内容包括：乙肝病毒表面抗原（HBsAg）、乙肝病毒表面抗体（抗－HBs）、乙肝病毒e抗原（HBeAg）、乙肝病毒e抗体（抗－HBe）、乙肝病毒核心抗体（抗－HBc），这在医学上简称乙型肝炎两对半。通过抽取静脉血，经过检验获得结果。乙型肝炎五项检查，根据阳性表现，可以分为"大三阳"和"小三阳"。

什么是大三阳

所谓"大三阳"，就是医生在患者的血液中检测出表面抗原（HBsAg）、e抗原（HBeAg）、核心抗体（抗－HBc）三项阳性，说明乙肝病毒在人体内存在并复制活跃、传染性强，而且患者的血液、尿液、唾液、乳液、宫颈分泌物都可能具有传染性。

什么是小三阳

所谓"小三阳"，是当在血液中检测出表面抗原（HBsAg）、e抗体（抗－HBs）、核心抗体（抗－HBc）三项阳性时，表明乙肝病毒复制弱、传染性也较弱，医学上称为"小三阳"。

接种过乙肝疫苗的人，也会出现阳性指标，提示身体已经产生了免疫力。所以检验报告上出现红色"＋"号不都是身体有问题的表现。这里向大家推荐一张表格可以对照化验单查看，做到心中有数。从理论上讲，所有"小三阳"患者都应接受治疗。但从目前的实际情况看，却应区别对待，有的需要及时治疗，有的却不需治疗。遇到如下情况时，"小三阳"患者需要及时治疗。

◎ 肝功能反复波动，白蛋白降低，转氨酶、血清胆红素升高等。

◎ 有明显的疲倦、食欲不振、腹胀、肝区不适等症状。

◎ 乙肝病毒脱氧核糖核酸检查呈阳性者。

在治疗"小三阳"时，要遵循"恢复肝功、抗病毒、阻止肝纤维化"的治疗原则。

● 乙型肝炎五项检查临床意义

序号	检验名称					临床意义
	HB-	抗-HBs	HBsAg	抗-HBe	抗-HBc	
1	+	−	−	−	−	急性乙肝病毒感染潜伏期后期
2	+	−	+	−	−	急性乙肝早期，传染性极强
3	+	−	+	−	+	急、慢性乙肝。病毒复制活跃，传染性极强
4	+	−	−	−	+	急、慢性乙肝
5	+	−	−	+	+	急、慢性乙肝，传染性弱
6					+	乙肝病毒隐性携带者，窗口期有既往感染史
7				+	+	急性肝病毒感染恢复期或有既往感染史
8	−	+		+	+	乙肝恢复期，已有免疫力
9	−	+		−	−	康复；有免疫力

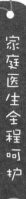

家庭医生全程呵护

乙肝的传播途径

　　乙肝的传播途径包括母婴传播、血液传播以及性传播。围产期和围生期传播是母婴传播的主要方式，多发生于分娩时接触现正感染乙型肝炎病毒（HBV）母亲的血液和体液，少部分母婴传播源于宫内感染。

　　血液传播主要发生于使用未经严格消毒的医疗器械进行注射、侵入性诊疗操作和手术、经脉药瘾者。其他一些由皮肤破损而可能导致血液暴露的操作，如纹身、扎耳孔等，以及医护人员工作中的意外暴露也可造成乙肝的传播。此外，共用剃须刀、牙刷等可能与乙肝传播有关。与HBV感染者性交及有多个性伴侣者感染HBV的危险性增高。同时，专家表示，拥抱、喷嚏、咳嗽、食物、饮水、共用餐具和水杯，无血液暴露的接触一般不传染乙肝。

肝硬化

肝硬化是肝脏疾病的后期表现。在45~65岁的人群中，肝硬化排到死因的第三位，仅次于心脏疾病与癌症。在大多数亚非国家，慢性肝炎是导致肝硬化的主要原因。

自疗还是询医，症状是"裁判"

肝硬化一般直到进入晚期，才出现症状，如若出现下述任一症状，都应引起注意。

〔询医〕不正常的体重减轻。

〔询医〕皮肤和眼睛黄染。

〔询医〕尿色深，血性黑便或是便色变浅。

〔询医〕腹胀、呕血、恶心、呕吐、食欲下降。

〔询医〕无性欲、女性月经失调、男性乳房增大。

〔询医〕疲乏、耐力下降。

居家调理自疗法

日常生活调理

减少活动，切忌强体力劳动及运动量过大。

饮食调理自疗法

◎ 有腹水的患者应食少盐或无盐食物，并提供优质高蛋白食物。

◎ 有并发胃底静脉及食道静脉曲张者应少食多餐。忌进食坚硬粗糙及辛辣的食物，避免引起胃底或食道静脉破裂而大出血。

◎ 严禁饮酒，因为酒中的乙醇会加重病情。

◎ 常吃一些含丰富维生素C 和B族维生素的水果和蔬菜。

小偏方自疗法

◎ 红豆500克，鲤鱼1条，加清水2~3升，用小火清炖至烂，红豆、鱼、汤一起食用。

◎ 大田螺4个、大蒜5头、车前子10克，捣泥为饼贴于脐部，以纱布缚定，有助于腹水排出。

注意事项

利尿剂使用不当，会导致人体内部水电解质平衡失调而加重病情。

脂肪肝

目前，我国脂肪肝的发病率约为10%，而且呈上升趋势。45岁以下的男性脂肪肝患者明显多于女性，中年男性约有25%的人患有不同程度的脂肪肝，75%～90%慢性嗜酒者患有脂肪肝。

自疗还是询医，症状是"裁判"

约有半数左右的患者在临床上没有症状，目前高清晰度的B超检查能对脂肪肝做出较明确的诊断。极少情况下，脂肪肝可引起黄疸、恶心、呕吐、疼痛和腹部紧胀。

〔自疗〕容易疲劳，常感到疲乏无力。

〔自疗〕右上腹有沉重感，饭后感到腹胀。

〔自疗〕经常便秘，体重逐渐增加。

〔询医〕有上述不适并伴有糖尿病等其他疾病。

居家调理自疗法

日常生活调理 !

◎ **心情宜开朗少烦恼** 肝气的舒畅有助肝功能的恢复。

◎ **生活规律** 饭后切忌马上坐、卧。有的人认为加班加点工作、熬夜可以减肥，其实不然。因为很多人加班是在办公室里坐着，而且零食不断，甜食过多，这样反而增加了高热量食物的摄入，加重脂肪肝。还有些人吃完饭不爱动，甚至马上睡觉，这样不但不利于食物的消化吸收，还会因消耗减少使脂肪堆积，加重脂肪肝。

饮食调理自疗法

◎ **饮食上提倡摄取优质蛋白质、高维生素、低糖、低脂肪食物** 多吃蔬菜和水果等富含食物纤维的食物，能减少胆固醇的吸收，并加速胆固醇的排泄，降低血脂；酸奶、大蒜、洋葱、香菇、黑木耳、山楂、绿豆等都有降脂作用。

◎ **不吃或尽量少吃含糖的食物** 糖类在体内可转变为脂肪，加重脂肪肝，所以不要吃或尽量少吃甜食（包括含糖饮料）。

◎ **戒烟酒** 对于酒精性脂肪肝，戒酒、戒烟是首要的。如果能够完全戒酒，1～3个月后，肝功能可能恢复正常。只有减少了酒精、尼古丁等毒素对肝脏的损伤，然后结合合理的中西药治疗，才能取得较好疗效。

◎ **主食不可太精细** 多吃一些粗粮，以及其他具有降脂、防脂功效的食物。

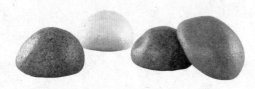

★ 粗粮中含有丰富的纤维，具有降脂的功效。

小偏方自疗法

◎ 枸杞子15～30克、大枣15克、生米仁30克，煮成羹食用。

◎ 生山楂30克、泽泻15克，每日1剂。

◎ 生薏米仁50克、茯苓30克、麦芽30克，三味加米煮成粥食用，或研成粉烙饼食用。

◎ 荷叶、草决明、泽泻、绿茶等量研粉拌均，开水冲泡代茶饮用。

运动指南

◎ 治疗脂肪肝，必须进行运动，消耗热量。不过，运动以长期持续的、和缓的方式为宜，短时间的剧烈运动并不会有效果。而且人体热量的利用方式，有其一定的顺序：运动初期消耗的是贮藏在肝脏中的糖原，其后才消耗积存在皮下或肝脏的脂肪。虽然会因运动种类而异，不过，大体上来说，要把肝脏中的糖原消耗完毕，大约需要花费20分钟。因此，每次最少要持续做30～40分钟的运动才能达到减少皮下或肝脏脂肪的目的。

◎ 步行可以说是最合适的运动，若能快步走，每天或至少每两天走上8000～10000步，肝脏的脂肪即可慢慢减少。

◎ 病毒性肝炎患者由于平时会比较注意增加营养，卧床休息也比较多，加上肝细胞本身的病变，很容易发生脂肪肝病变，因而在疾病允许及力所能及的情况下，适当增加活动是非常必要的。

按摩自疗法

◎ 每日晨醒后、晚睡前，按摩腹部5～10分钟，然后移手掌于右肋骨下肝脏部位轻揉3～5分钟。

◎ 按压中脘穴（肚脐至胸骨下端线1/2处）、三阴交穴（脚内踝尖直上3寸，腿骨后缘）、足三里穴（外膝眼下四横指、胫骨边缘凹陷处）可以改善脂肪肝症状。每穴按压3～5分钟，以有酸胀感为宜。

注意事项 ❌

从事电焊、金属冶炼等工种者，

也可因金属中毒而致脂肪肝。只有脱离中毒环境，并排出沉积在体内的金属，方能提高疗效。

防治措施

◎ **控制体重，注意减肥** 很多脂肪肝患者都体重超标，所以减肥刻不容缓。然而，减肥速度不可过快，每周体重下降不应超过1.2千克。如减重过快，反而可能加重肝脂肪变，同时可能出现乳酸中毒等并发症。

◎ **加强运动** 很多脂肪肝患者属于办公室一族，工作忙，缺少运动，这样使脂肪代谢消耗过少，剩余脂肪贮存在体内就很容易产生脂肪肝。最好的运动是跑步、散步、打球、跳绳等。伴有糖尿病的患者，一般建议餐后30～60分钟运动为宜，不要在早晨空腹时或餐后立即开始运动。

家庭医生全程呵护

哪些人群易患脂肪肝

⭐ **营养过剩人群** 长期高脂饮食或长期大量摄入糖、淀粉等碳水化合物，会使肝脏脂肪合成过多，造成脂肪肝。

⭐ **营养不良人群** 长期饥饿或消化吸收障碍，因机体缺乏蛋白质，形成载脂蛋白的原料枯竭，致甘油三酯积存而发生脂肪肝。

⭐ **患糖尿病人群** 约有半数Ⅱ型糖尿病（非胰岛素依赖型糖尿病）患者伴有脂肪肝，这是因为糖尿病患者体内的葡萄糖和脂肪酸不能被很好地利用，脂蛋白的合成也出现障碍，大多数葡萄糖和脂肪酸在肝脏内转变成脂肪，最终使脂肪在肝内存积下来，引发脂肪肝。

⭐ **长期服用某些药物和化学毒物人群** 如四环素、吐根碱、砷、汞、三氯乙烯、四氯化碳、黄磷、乙硫氨酸、巴比妥、黄曲霉素等，均可引起脂肪肝。这些物质可以使载脂蛋白（运输甘油三酯和胆固醇的蛋白）的合成受阻，肝内甘油三酯不能释放，从而在肝内积聚所致。

⭐ **其他人群** 炎症、结核、细菌性肺炎及败血症等患者，破坏了肝细胞膜的完整性，导致肝内脂肪代谢异常或肝细胞缺氧而致脂肪肝。

另外，肾上腺皮质功能亢进症、甲状腺机能亢进症、垂体前叶功能亢进症、慢性溃疡性结肠炎、局限性肠炎、溃疡病、慢性肝炎患者和妊娠中的人群等，均可影响脂肪代谢，而发生脂肪肝。

痔 疮

痔疮为多发病，发病率占成年人的50%～70%，且随年龄增长而逐渐加重。它是由于妊娠、局部炎症、辛辣食物刺激等原因导致直肠黏膜充血或静脉回流受阻，使局部静脉曲张而形成静脉团的慢性疾病。

第4章 消化系统不适症状和疾病

自疗还是询医，症状是"裁判"

〔自疗〕肛门瘙痒。

〔询医〕肛门黏膜脱出。

〔询医〕肛门出血。

〔询医〕肛门周围痛性肿胀或是肿块。

居家调理自疗法

日常生活调理

◎ 尽量多站少坐，坐久了会加重痔疮。

◎ 培养侧着睡的习惯，仰着睡时，痔疮位于心脏层的下面。结果血液流向痔疮部位，加重了痔团的肿大。

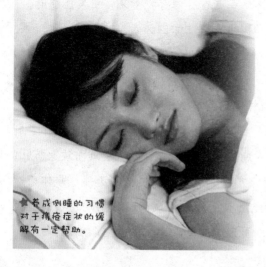

★养成侧睡的习惯，对于痔疮症状的缓解有一定帮助。

◎ 保持肛门部清洁，可用1：5000高锰酸钾温水坐浴。

◎ 保持良好的心情，把工作安排好，生活安排好，不骄不躁，少生气，善忘记，有度量，能容人，不争吵，和气为先，忍让第一，退一步海阔天空。这样吃得香，睡得好，精神状况佳，心情自然愉快，形成一个良性的循环。

◎ 每次排便后，记得用温清水将肛门清洗干净，并烘干。

饮食调理自疗法

◎ 多食果蔬，矫正便秘。冬瓜、丝瓜、蚌肉、田螺、马兰头、无花果、香蕉、柿子等清热凉血食物，可以多吃一些。

◎ 多吃燕麦、蔬果、糙米等富含膳食纤维的食物，在餐桌上，适当地生吃萝卜、莴笋、黄瓜、生菜、大白菜心等。

◎ 少吃油炸熏烤食品，少吃油腻食品。晚餐不能吃得太干、太饱。

◎ 白天要多喝开水，晚上睡前喝1杯白开水，同时再晾1杯，如果半夜起来，漱漱口，喝1杯，早上临上班前喝1杯，这样就能保持大便润滑。

◎ 平时可服维生素E，每次50毫克，每日3次，有助于改善顽固性痔疮。

小偏方自疗法

◎ 糯米、牡丹皮各500克，研成细末，每天取100克水调成糊后蒸熟食之，10天为1个疗程。

◎ 猪瘦肉100克、无花果适量，用水煮服，每日1次。

◎ 黄花菜、红糖各120克，黄花菜用两碗水煎至一碗，加入红糖温服，每日1次。

◎ 将熟鸡蛋蛋黄研碎，并用小火煎出油，用时将蛋黄油直接涂敷在痔核表面，每次1~2滴，每日早晚各1次。

◎ 苦参根、鱼腥草全草各250克，水煎后加冰片少许，熏洗局部，1日2次。

◎ 生大蒜适量，置火上烤熟后捣碎，用消毒纱布包起来，热熨局部。适用于外痔。

◎ 将黄花菜和黑木耳煮汤来喝，对于改善痔疮也有帮助。

◎ 在3碗水中加入1包鱼腥草慢慢煎煮至约剩1碗水，然后分成3次量，早餐、中餐、晚餐各饮用1次。由于效果显现需要2~3个星期的时间，所以务必要有耐心地持续饮用。

◎ 白酒100毫升、红糖100克，放入铁锅内熬成褐色糖稀状，1剂分2日服，每日早晚各1次，用温开水送服，一般痔疮2剂可望见效。如果再有发作，可再服1~2剂。

◎ 猕猴桃250克、白酒1000毫升，将猕猴桃洗净，去皮，置容器中，加入白酒，密封，每日振摇1次，浸泡30天即成。每日服2次，每次服20毫升。

◎ 苋菜根30~90克、白酒500毫升，将苋菜根洗净，切碎，置容器中，加入500毫升白酒，密封，浸泡10天后去渣，即成。每日服2次，每次服10毫升。

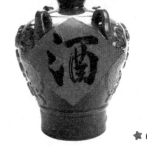

★ 白酒

运动指南

在意念指导下使肛门一松一紧，每次5分钟，每日2次。

按摩自疗法

◎ 按摩承山穴，以手指指面或指节向

下按压，或做圈状按摩。抬起脚跟，小腿肚下方会呈现人字型纹的顶端凹陷，这就是承山穴所在了。

◎ 按摩孔最穴，以手指指面或指节向下按压，或做圈状按摩。手掌向上，横腕纹上方7寸（约3指横宽的2倍再多一些）就是孔最穴的位置。

◎ 用食指按压、揉摩长强穴（尾骶骨处）或肛门周围，用力应柔和均匀，每次5分钟，每日2次。

◎ 手掌弯曲呈空掌状，以顺时针方向拍打下腹部，按摩肠子，促进肠蠕动。

◎ 以肚脐为圆心，手掌在下腹部以画圆方式按摩。

◎ 俯卧，以臀部最突出点为中心，用拇指如打圈一般地用力按压，会有一处感觉疼痛的地方。以握拳姿势用力敲打此处疼痛部位约15次。

芳香辅助自疗法

香桃木、丝柏可改善人体的内循环，对缓和痔疮有帮助。使用时可以将以上精油调和基础油直接涂在臀部或肛门。但剂量不可过高，10毫升的基础油约加入3～4滴精油即可。

注意事项

◎ 形小、无痛外痔不必治疗。

◎ 没有及时治疗肛门周围疾病，如寄生虫病、女子白带过多等，不利于本病康复。

◎ 肛门内外过分擦洗，会损伤黏膜，引发炎症。

防治措施

◎ **防止便秘**　大便秘结是发生痔疮的主要原因之一。秘结的大便易把血管擦破而引起痔疮出血，因此要多吃蔬菜、水果以防止大便秘结。养成良好的排便习惯，每次排便时间不可过长。许多人在排便时看书、看报，这样会因排便时间过长而加重静脉曲张的程度，引起血液循环受阻，引发痔疮。

◎ **大便不能太用力**　太用力排便会造成瘀血或出血。

◎ **加强体育锻炼**　防止因久坐、久站导致局部血液循环不佳而引发痔疮。

◎ **合理膳食**　饮食对痔疮影响很大。要禁食辛辣、油腻、生冷食物，多吃糙米、玉米、薯类等，防止暴饮暴食。

◎ **每天沐浴**　洗澡是最佳的预防与治疗法。既能使身体暖和，促进血液循环，也能保持肛门清洁。

◎ **常保臀部清洁**　臀部肮脏会发痒而引起炎症。排便后尽量擦干净。

◎ **避免使腰部受凉**　腰部受凉会使肛门的血液循环变差，因此要注意腰部的保暖。

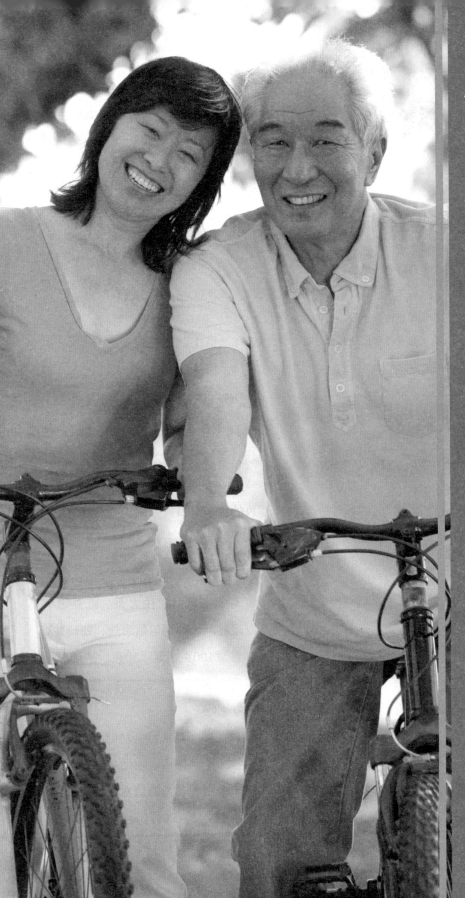

代谢及分泌系统不适症状和疾病

痛 风

自疗还是询医，症状是"裁判"

〔自疗〕关节红、肿、发热。

〔自疗〕突发的关节剧痛，典型的位于大拇指或踝关节部，有时是膝关节。

〔询医〕反复发作的关节痛或持续疼痛数天。

〔询医〕关节疼痛伴有寒战与发热时，你可能正在患类风湿性关节炎。

居家调理自疗法

日常生活调理

痛风急性发作期应绝对卧床休息，抬高患肢，避免使受累关节症状加重。

饮食调理自疗法

◎ 为加速尿酸的排泄，每日饮水量应不少于2000毫升，有助于稀释尿液并促使尿酸通过持续的冲刷肾脏而排出。

◎ 饮食应以低热量、清淡食物为主。

◎ 多食碱性及低嘌呤食物，如白菜、芥菜、黄瓜、茄子、萝卜、西红柿、土豆、洋葱、竹笋、桃、杏、梨、香蕉、苹果、米、麦、牛奶、蜂蜜等。

◎ 碳水化合物有助于抑制痛风急性症状，如燕麦片、水果及绿叶蔬菜等。

◎ 新鲜的樱桃或樱桃汁对缓解慢性痛风的疼痛有良好效果。

小偏方自疗法

◎ 等量芙蓉叶、生大黄、红豆研末，以适量凡士林调匀敷患处，每日1次。

◎ 红豆100克、薏米50克，煮汤服。

◎ 粳米50克、绿豆15克、薏米30克，同煮粥吃。

◎ 忍冬藤、鸡血藤各150克，当归、牛膝各20克，羌活、独活各100克。水煎取汁，倒入40℃的热水中，每日沐浴1次，每次15～30分钟。

◎ 将土豆磨成汁泥，然后加入约其

10%分量的姜汁，仔细搅拌，然后将其涂抹于布面上，贴着于患部。

按摩自疗法

按压以下穴位可以缓解痛风疼痛：足太阴脾经太白穴，位于脚趾关节、大拇趾的后面；足厥阴肝经行间穴，位于大拇趾与第二足趾中间间隙后部。按压每一个穴位60秒钟。

其他辅疗法

◎ 痛风发作时要做的最重要的事是减轻疼痛与炎症，可以将放有冰块的冰袋用干毛巾包裹后放在疼痛的关节上，这样做有助于减轻疼痛与肿胀。

◎ 痛风早期治疗效果较好，故宜及早治疗，避免麻痹大意而贻误病情。

注意事项

◎ 避免同时服用利尿药物、维生素B₁等，以免诱发痛风病。

◎ 有人用人参进补，殊不知人参中的有效成分可被尿酸所破坏而减少补益作用。

防治措施

◎ 每天应保证饮8杯水，

补充身体水分，不要酗酒，尤其是要禁饮啤酒。啤酒与海鲜不能同食，同食易引起嘌呤排出减少而引起痛风。

◎ 剧烈运动所产生的乳酸可抑制肾小管排泄尿酸而使血中尿酸升高，又因出汗增多而使血容量下降，肾排尿酸量下降，从而使尿酸水平增加而加重痛风。应根据自己的体质特点来选择适合自己的运动，防止运动过量。

◎ 合理用药，防止发生由药物引起的血尿酸增高。

◎ 防止受寒和过度疲劳，受寒或过劳可使人的自主神经调节紊乱，导致体表及内脏血管收缩，血管收缩则使尿酸排泄减少。

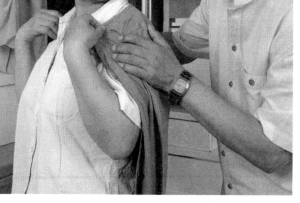

★ 受寒也可能会引发痛风，因此平时的保暖很重要。

贫 血

贫血是指血液中红血球的数量或红血球中血红蛋白的含量不足。贫血有缺铁性贫血、先天性贫血、造血器官出现障碍引起的贫血、有毒物质引起的贫血等。贫血的种类不同，治疗的方法也截然不同。

自疗还是询医，症状是"裁判"

〔自疗〕身体虚弱、身体不适。

〔自疗〕易疲劳，频繁呼气，头晕。

〔自疗〕舌头有烧灼感。

〔询医〕舌头异常光滑，感到运动和平衡紊乱，四肢振颤，记忆力下降。

〔询医〕自疗无效。

居家调理自疗法

饮食调理自疗法

◎ 用铁锅烧菜煮粥，对缺铁性贫血有效。

◎ 补充维生素C、叶绿素等物质，有利于铁的吸收，应多吃有色的新鲜蔬菜和水果。

◎ 有助于改善贫血的食物有：橘子、酸枣、猕猴桃、大枣、杏、桃、黑木耳等。

◎ 肉类是铁最丰富的来源，也是血红素铁的主要来源，与植物中发现的非血红素铁相比，比较容易被吸收。可选择瘦牛肉，每天要有50克的摄入量。

◎ 如果很少吃肉，那就需要从植物性食物中获得铁。通常来说豆类食物是最好的选择，因为它们可以提供丰富的蛋白质以确保体内的铁含量足够高。

◎ 纠正不良的饮食习惯，长期偏食和素食的人，要调整饮食的营养结构。

◎ 忌吃生冷、不干净的食物。引发贫血的原因很多，体内寄生虫感染是其中之一。此类贫血患者，常喜欢食用未经煮熟的食物，导致寄生虫进入体内，故在饮食中必须将食品煮熟，以防病从口入。

小偏方自疗法

◎ 猪血、菠菜各250克，煮汤食用。

◎ 黑木耳20克、大枣10枚、红糖适量，煮熟食用。

◎ 常饮绿茶，绿茶含有大量的B族维

生素，可辅助防治贫血。

◎ 茶叶5克、大枣10枚，茶叶用开水冲泡，取汁，将大枣洗净，加白糖10克、水适量，共煮至枣烂，倒入茶汁，拌匀食用。

◎ 绿茶1克、桂圆肉20克，加盖蒸1小时，备用，用时按上量将绿茶与桂圆肉置于大的茶杯里，加开水400毫升冲服，分3次温饮，每日服1剂或隔日服1剂。

◎ 茶叶5克，丹参、黄精各10克，共研粗末，用沸水冲泡，加盖焖10分钟后饮用，每日1剂。

◎ 绿茶1克、浮小麦200克、大枣30克、莲子25克、生甘草10克，后4味加水1500毫升，先煎至浮小麦熟后，加入绿茶即可，每次服100毫升，日服3~4次，可复煎服，每日1剂。用于贫血伴有心悸。

◎ 枸杞子60克、熟地黄90克、当归30克、白酒2000毫升，将前3味切碎，放入纱布袋内，扎紧袋口，放入酒坛内，倒入白酒密封，隔水蒸2小时后，再埋入土内7天，以除火毒，即可服用，每日2次，每次服20毫升，服用时忌食萝卜、葱白、韭菜。

◎ 桂圆肉、何首乌和鸡血藤各250克，加米酒1500毫升浸10天后使用。浸泡中每天振摇1~2次，促使药味浸出，每次服15~30毫升，早晚各1次。

◎ 阿胶15克、红糯米50克、蜂蜜30克、米酒15~20毫升，红糯米加水适量

煮粥，加阿胶、蜂蜜和酒搅匀，温热食之，每日3次，连服10日为1个疗程。

◎ 阿胶500克、黑芝麻100克、核桃仁100克、绍兴黄酒1000毫升，先将芝麻放入干净的铁锅中炒香，再把核桃仁用盐水炒过，共研为极细末。然后，将阿胶打碎，与芝麻、核桃一同用瓷盆盛放，兑入黄酒，放入锅内隔水蒸，一直蒸至材料成膏状即可酌量服用。

这些药或许适合你

香砂六君丸适用于脾胃气虚性贫血；乌鸡白凤丸、养血饮适用于气血不足性贫血。

注意事项

◎ 过量进食铁剂或含铁食品（不含加铁的强化糖果和饼干），可引起铁积累中毒，甚至肝硬化。

◎ 补血药不能同四环素一起服用，它们会相互妨碍吸收。

◎ 某些药物有抑制造血的作用，如氯霉素、西米替丁、保泰松等，应尽量避免应用。

◎ 并发胃病服用抗酸剂时，应与补铁补血药错开时间服用。

◎ 要避免用牛奶和奶类饮料来服用补铁药，因为牛奶会阻止身体对铁的吸收。

糖尿病

糖尿病本身并不致残致死，但如果不能很好地控制，则可发生多种并发症，其中有些并发症是可致残致死的。据不完全统计，一旦患上了糖尿病，人的寿命可能会减少。

自疗还是询医，症状是"裁判"

〔询医〕恶心、呕吐、乏力、极度口渴、排尿频繁。

〔询医〕腹痛，比正常人呼吸深、快。

〔询医〕感觉心跳加速、颤抖，出汗过多。

〔询医〕嗜睡，易激惹。

居家调理自疗法

日常生活调理

◎ 熬夜工作、打麻将、看电视或读书等使用双眼、耗费体力的作息习惯，均会过度损害肾脏及胰脏功能，所以晚上最好能在10点前就寝，尽量给予眼睛及身体充分的休息。

◎ 糖尿病患者需要节制性行为。即使痊愈了之后，也尽量要节制谨慎。深夜中的性行为会极度消耗肾脏功能。

◎ 糖尿病属慢性病，生活规律非常重要。在身体情况允许的情况下，一定要建立起良好的起居习惯，好的起居习惯有利于患者糖的代谢。

◎ 糖尿病患者更要讲究个人卫生。若不注意个人和环境卫生，极易引起皮肤、胃肠、上呼吸道、泌尿系统的感染，而感染又是诱发糖尿病酮症酸中毒的主要原因。

◎ 避免迎风而卧、久吹风扇，用空调时要注意温差不要太大。

饮食调理自疗法

◎ 避免食用冷性的食物、饮料。糖尿病患者时常会因为口干而有想喝饮料的冲动，这时可以饮用些热茶或刺激性少的温饮料解渴。可乐类饮料少喝，因其含糖量较高。

◎ 禁止饮食过度、偏食及过量摄取甜味食物。不吃含单糖或双糖食物，少吃含饱和脂肪酸的猪油，多吃植物油。

◎ 避免摄取鱼、肉、蛋及其原料制成的加工食品，加工食品中多含糖、脂肪。饮食应选低糖、高蛋白、低脂肪、高纤维食品,多吃豆制品、南瓜、洋葱、油菜、韭菜、苦瓜、芹菜、仙人掌、山药、菠菜、兔肉、玉米、黑芝麻、胡萝卜、黄瓜、柚子、西红柿、荞麦、燕麦、小米等。少吃西瓜、荔枝、桂圆、甘蔗等。

◎ 忌食辛辣热性食物和热性补药,如红参、鹿茸、附子、肉桂、胡椒、生姜、羊肉、鹿肉、狗肉等。

◎ 忌烟、酒。

◎ 糖尿病患者常口渴多饮,若逢夏季气候炎热,秋季气候干燥,病症可能加重。因此,应根据四季气候的变化,对糖尿病病人的用药做加减调整。如春季加用金银花、连翘、青蒿、菊花、芦根等清解之品,夏季加用藿香、佩兰、荷叶、花粉等防暑生津之药,秋季加用沙参、麦冬、天冬、生地、石斛等养阴滋润的药物,冬季适当加用仙茅、仙灵脾、覆盆子、女贞子、菟丝子、桑螵蛸等补肾温养的药物。

◎ 饮食宜清淡。

◎ 多吃含铜、镁等微量元素的食品。

多摄取这些营养素

米类淀粉中所含的抗性淀粉有助于抑制胆固醇的合成、降低血压,使血糖维持稳定的作用。

小偏方自疗法

◎ 在杯中注入八分满的乳酸菌饮料后,再注入一酒杯的米醋,充分加以搅拌,于饭后饮用。由于米醋中所含的醋酸具有增强胰脏活力和胰岛素的功能,所以米醋对糖尿病极具疗效。只要持续每天于早餐、午餐后饮用这款乳酸菌饮料加米醋的混合饮料,体力会逐日增强。

◎ 南瓜煮熟代主食,每日500克以上。

◎ 田螺500克,加水1500毫升煮后喝汤汁。

◎ 鲜苦瓜1个,切开去瓤,装入5克茶叶后合上,放在通风处风干。每次用6～9克,水煎或开水泡,当茶饮用。常饮此茶有较好的降糖效果。

◎ 选用乌梅、五味子、枸杞子、芫蔚子等单味或多味药泡茶饮用。

运动指南

◎ 患了糖尿病之后,会有容易疲倦、不喜欢活动的情况出现,所以需督促自己做做轻松的体操。刚开始时虽然会因疲累而感到吃力、厌烦,但持续施行一段时间之后,体力慢慢就会恢复了。

◎ 每天小跑10～20分钟。

按摩自疗法

◎ 每餐饭后,双手重叠,用掌心按脐腹部,成环状按摩。顺时针、逆时针方向各旋转4～5分钟,手法轻重适度。

◎ 选用活血化瘀的中药,如红花、丹参、鸡血藤、泽兰、益母草、生艾叶

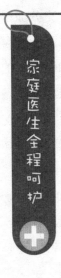

宗庭医生全程呵护

糖尿病患者不应长期限水

糖尿病患者的高血糖有高渗利尿的作用，所以糖尿病患者常多尿。由于尿量多、失水明显，体内脱水，刺激口渴中枢，才会出现口渴症状。口渴想喝水是人体保护性的生理调节，饮水自救是人的自然本能。中老年及长期血糖升高的患者，口渴中枢已不敏感，因而口渴症状常不明显，但体内脱水现象仍然存在。喝水有利于体内代谢毒物的排泄，也有利于糖的分解、代谢，有预防糖尿病酮症酸中毒的作用。

喝水可改善血液循环，有助于预防老年患者脑血栓的发生。如果不补充水，病情就会加重。如果原本就缺水的糖尿病患者人为限制饮水，缺水状态将更加严重。由于脱水，血液浓缩，血糖值更高，甚至发生高渗性糖尿病昏迷。脱水使血液变黏稠，循环障碍加重，更容易形成血栓，发生心脑血管病的危险大大增加。脱水还会损坏神经纤维，促进糖尿病神经病变的发生或恶化。

等，包煎后浸泡双手双足，泡足时注意水温避免烫伤，同时用左手擦右足心，右手擦左足心，使手之劳宫穴对足之涌泉穴，以达交通心肾、水火相济的效果。

其他辅疗法

◎ 冬天可选择天气暖和时在室外进行日光浴，上午9～11点和下午3～5点为最佳。可选择空气清新的野外草地或公园，若附近有水源则更理想。由于冬季太阳辐射较弱，每次照射时间为2小时，夏季半小时即可。日光浴对心脑血管并发症、神经病变并发症、皮肤感染并发症及糖尿病并发症等都有较好的辅助防治作用。

◎ 黄连50克，加水2500毫升，煎煮30分钟后去渣取液，倒入浴盆中，加温水3000毫升，浸泡洗浴全身，每次30分钟，每日2次，15日为1个疗程。对糖尿病患者的多食易饥、口渴多饮、形体消瘦等症状，有较好的缓解作用。

◎ 练习叩齿法，练习时心静神凝，口轻闭，然后上下齿随意念轻叩24～36次。叩齿后，可合唇咬牙，口内如含物，用两腮和舌做漱口动作24～36次，漱口时，意念相随，口内多生津液，津液满口时，分3～5次慢慢咽下。此法有补肾滋阴的作用，对于糖尿病肾虚多饮、多尿者有较好的缓解作用。

注意事项

◎ 过多卧床休息，不利糖的代谢与消耗，还容易引起肥胖，更加重机体胰岛素抵抗状态。

◎ 孕妇、肝肾功能不良及过敏体质者，如不注意对症治疗，自服降糖药会引发不良后果。

防治措施

养成良好的生活方式，避免过度劳累，使身体保持良好状态，尤其要做到劳逸结合，不超负荷工作。这样可减少许多疾病的发生。适当锻炼，可促使肥胖者减肥，降低患糖尿病的可能性，如散步、打太极拳、慢跑等。

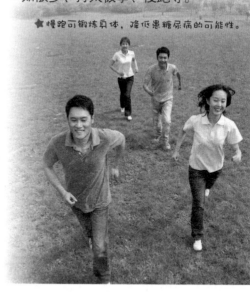

★慢跑可锻炼身体，降低患糖尿病的可能性。

家庭医生全程呵护

糖尿病对眼睛的危害

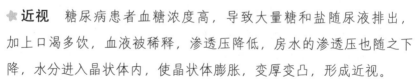

★ **近视**　糖尿病患者血糖浓度高，导致大量糖和盐随尿液排出，加上口渴多饮，血液被稀释，渗透压降低，房水的渗透压也随之下降，水分进入晶状体内，使晶状体膨胀，变厚变凸，形成近视。

★ **视力模糊**　糖尿病患者发生视神经损害，或引起眼底血管病变，使视网膜组织缺氧而形成微血管瘤，或视网膜静脉扩张、白斑、出血、动脉粥样硬化，甚至发生视网膜剥离，均会导致视力下降、模糊等现象。

★ **瞳孔变小**　临床观察发现，糖尿病患者的瞳孔较正常人的小，即使在暗室也无明显增大，且在眼底检查时使用扩瞳剂的效果不佳。

★ **白内障**　糖尿病患者血中和眼内房水的葡萄糖水平均升高，眼内糖代谢受阻，形成一种称为山梨醇的物质，积聚在晶体内，造成晶体纤维肿胀、混浊，形成白内障。

★ **失明**　糖尿病患者会发生脂肪代谢障碍，使脂质在视网膜的黄斑上积聚，引起中心视力丧失，直至失明。

小测试 糖尿病程度自测

目前在全世界，糖尿病的死亡率已上升至前3～5位。可见，高血糖对人的危害多么大！回答下列问题，测试一下自己的血糖状况。

● 如果你身体本来就很肥胖，可餐后3～4小时就又会感到饥饿

A.是（3分）B.不一定（1分）C.否（0分）

● 你曾患有的肺结核突然恶化，用药效果却不明显

A.是（3分）B.不一定（1分）C.否（0分）

● 你是否身体水肿，尿液中蛋白质值偏高

A.是（3分）B.不一定（1分）C.否（0分）

● 你什么也没干，身体却总是觉得疲倦

A.是（3分）B.不一定（1分）C.否（0分）

● 你总感觉嗓子发干，即使经常喝水还是感觉口干，小便也增多了

A.是（3分）B.不一定（1分）C.否（0分）

● 你年纪尚轻已有白内障或视力减退得很迅速

A.是（3分）B.不一定（1分）C.否（0分）

● 你的肌肤是否存在疖肿层出不穷、化脓性感染日久不愈、局部药物治疗效果不佳等症状

A.是（3分）B.不一定（1分）C.否（0分）

● 你是否有全身性皮肤发痒的症状

A.是（3分）B.不一定（1分）C.否（0分）

● 你是否经常觉得肩部麻木、手足麻木，并患有下肢脉管炎、足部溃疡、足部感染、组织坏死等症状

A.是（3分）B.不一定（1分）C.否（0分）

● 你的直系亲属中是否有糖尿病患者

A.是（1分）B.不是（0分）

● 你是否常常感到饥饿

A.是（3分）B.不一定（1分）C.否（0分）

● 你是否非常喜欢吃甜食

A.是（3分）B.不一定（1分）C.否（0分）

● 你是否经常感到心慌、手抖、乏力

A.是（3分）B.不一定（1分）C.否（0分）

自测结果：

14分及以下： 安全。目前患糖尿病的概率不大，但也应注意饮食，调整生活方式，定期到医院进行体检，防患于未然。

15分～29分： 不安全。你有可能处于糖耐量受损期，应马上到医院进行检查，并积极改善不良的生活方式，注意控制饮食，适当进行体育锻炼。

30分以上： 危险。你有可能患有轻度的糖尿病，应注意控制饮食，改善生活方式，甚至服药控制并定期到医院进行检查。

第5章 代谢及分泌系统不适症状和疾病

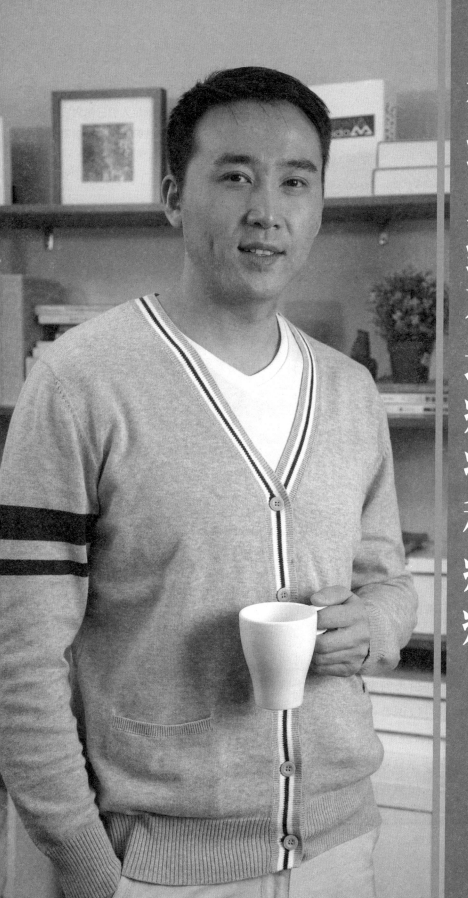

神经系统不适症状和疾病

失 眠

失眠实际上是脑功能发生了紊乱，换句话说就是大脑的兴奋和抑制不能满足人们日常对它所提出的要求，进入睡眠时兴奋性偏高，或者睡眠期间大脑皮层抑制程度不够深。

自疗还是询医，症状是"裁判"

〔自疗〕持续的入睡困难。

〔自疗〕睡眠常常中断。

〔自疗〕早晨醒得很早。

〔询医〕服用安眠药后仍无效，或者出现药物依赖时。

〔询医〕明显的失眠症状持续1个月以上，而没有明显的病因。

居家调理自疗法

日常生活调理

◎ 如果半夜醒来无法再次入睡，不要着急，越着急就越难以入睡。尽量保持安静与放松。睡眠有周期性，有时会伴有睡不着的情况，要有耐心，通常会再次入睡。

◎ 如果是上夜班，可以在上班时将灯光开大，而白天回家睡觉时戴上眼罩，这样就可以调节生物节律，使白天睡得更好而夜晚更清醒。

◎ 上床前过于激动或是看电视太多都会影响入睡。如果在紧张活动之后进行15分钟轻松的谈话、阅读或听轻音乐，有助于入睡。

◎ 尽你所能创造一个安静、黑暗的环境，并且有适度的通风和湿度。过于干燥的空气会使鼻道收缩从而导致不舒服。卧室的温度低一些，会让许多人睡得踏实，所以上床前宜把室内的温度降低几度。

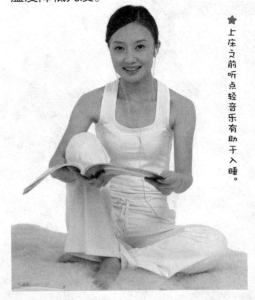

★ 上床之前听点轻音乐有助于入睡。

◎ 在睡前泡个舒服的温水浴，可以让身体彻底放松，能提高人们睡眠的质量，促进深入睡眠。

◎ 躺在床上时，想象自己十分放松，整个人好像要陷入床里一样，沉浸在这种想象中，有助于加快入睡。

饮食调理自疗法

◎ 睡前喝杯温牛奶，牛奶含有色氨酸，这是一种有助于睡眠的氨基酸。

◎ 在入睡前45分钟服用钙及镁，能起到镇静的作用，可以按2∶1的比例服用，如500毫克钙和250毫克镁剂同时服用。

◎ 避免甜食及水果汁，这有助于稳定血糖水平。

◎ 在上床前半小时吃一些淀粉类的食物如土豆、一片面包或是苹果，可以促使大脑正常分泌镇静性的物质。

◎ 饮食要合理，在每天保证三餐的基础上，晚餐要少吃，尤其是大鱼大肉和辛辣刺激性食物。

◎ 对因潮热引起的绝经期失眠，可以考虑用豆类蛋白代替动物蛋白。豆类食物含有丰富的植物性雌激素，在烹饪中可以用豆腐代替肉末。

◎ 将5克的干燥菩提（可至花茶专卖店购买）放入壶中，以开水冲泡，静置5分钟后即可饮用。睡前饮用菩提花茶可达到安神、帮助睡眠的效果，但是要避免喝太多，以免产生尿意而打断了睡眠。

◎ 若是切开球状莴笋的茎，会流出像牛奶一般的乳白色浆液，这浆液中含有莴笋素，具有镇静、安眠的功效，尤其是在茎和根的部分当中最多。根据实验，在临睡前吃莴笋，对于催眠的效果相当显著。莴笋多半用以生食，不过由于这种成分即使遇到高温也不会流失，因此即使拿来煮汤或热炒，也和生吃一样具有安眠效果。

◎ 要想睡个好觉，最好在睡前避免食用含有蛋白质及酪氨酸的食物。因为一旦血液中酪氨酸增加，可转化为使头脑保持敏感的化学物质——多巴胺和去甲肾上腺素，还会妨碍血清素的产生，容易使大脑兴奋，难以入睡。鱼、肉类、鸡、鸭、蛋黄、大豆、茄子、土豆、西红柿、菠菜、乳酪等食物，都应避免睡前食用。

小偏方自疗法

◎ 小麦仁60克，大枣15枚，甘草15克，一起用水煎，睡前服用。

◎ 小麦50克，柏子仁20克，夜交藤25克，水煎服。适用于阴虚失眠等症。

◎ 花生叶100～200克，水煎服，代茶饮用。适用于头痛失眠。

◎ 莲子心2克，开水冲茶，饮用。适用于心烦失眠。

◎ 花生米40克，嫩花生叶50克，粳米40克，醋20～30毫升。先将花生米和粳米捣研为末，加入嫩花生叶共捣研为细末，加水600毫升煮至400毫升，加醋调匀，每晚睡前1次服完。本方用于神经官能症、心悸、失眠。

◎ 大枣20粒，葱白2根，加水煎浓汁，去渣，服用。适用于虚劳烦闷、失眠。

◎ 约1杯冷开水或温开水中加入适量醋，喝下。

运动指南

适量的运动，1次20～30分钟，每周3～4次，有助于睡眠，并可使你精力充沛。最好在清晨或下午进行运动，避免在睡前运动。

按摩自疗法

◎ 以两手指屈成弓状，第二指节的内侧面紧贴印堂（眉心），由眉间向前额两侧抹，每次约40次左右。

◎ 以两手拇指紧按脑后风池穴，用力旋转按揉，随后按揉脑后，约30次左右，以按揉点感到酸胀为宜。

◎ 先将两手搓热，随后掌心紧贴前额，用力向下擦，直到下颌，连续10次。

◎ 拍打足三里。屈腿时，可以看到在膝关节外侧有一块高于其他部位的小骨头，是外膝眼，外膝眼下方四横指处就是足三里，拍打至有酸、麻、胀感觉即可。

◎ 人体躯干和内脏均在耳廓有一定反射区，因此按摩耳廓有助于调节全身功能。

◎ 用木梳从前额经头顶梳向枕部，先轻后重，反复梳10～15分钟，以头皮发热为好，每天早、晚各1次。

◎ 梳头发时，顺便用梳子轻轻拍打、按压位于头顶正上方的百会穴，可以舒解疲劳或精神压力，有预防失眠的效果。

◎ 坐在床上，先左脚跷在右大腿上，脚掌斜向上，用搓热的右手掌快速搓擦脚掌，一般搓200次，使脚掌产生温热感。再以同样的方法，用左手掌心搓右脚掌，接着搓脚背，当脚背有温热感时即可，能帮助入睡。

◎ 在睡前淋浴，能使身体保持清洁，帮助放松心情和入睡。在淋浴时，可以将莲蓬头对准治疗失眠的穴位，利用水柱的冲击，达到按摩目的。

◎ 泡足踏石，取一些小鹅卵石铺于水盆底，倒入开水，待水温热时，置双足于盆中，睡前泡足踏石20分钟。然后用手按摩脚以促进血液循环，可促进睡眠。

芳香辅助自疗法

洋甘菊、薰衣草、橙花油、玫瑰的香味都有使人放松的作用。将几滴

第6章 神经系统不适症状和疾病

这类香油滴在浴盆内或是滴在手绢上吸入，都有助于改善症状。

其他辅疗法

◎ 每天临睡之前，站立床前，两臂自然下垂，曲膝关节，使全身上下颤抖，两臂也随之颤抖，嘴里默数数字，从1数到200或300，就会觉得浑身舒服、轻松。

◎ 仰卧安眠法。仰躺，双手手掌置于下腹部，然后一只腿弯曲，脚底贴着另一只腿的膝盖内侧，舌头顶住上腭，施行腹式呼吸，并且将注意力集中于下腹部。若感觉脚累了，左右脚可以交互施行。

◎ 仰卧，双脚稍分开，全身放松，两手伸直放在体侧，掌心向上，同时胸部上挺，缓慢吸气，双手向两侧平伸，与肩平，然后胸部放平，腹部抬起，两手放回原位，慢慢呼气。休息4~6分钟，再重复做6遍。做完全部动作后，可感到全身放松。每晚临睡前进行。

◎ 进行深呼吸，深呼吸数次，将气完全吐出之后憋住，如此反复做几次，使血液中二氧化碳的浓度升高，进而能产生昏昏欲睡的感觉。

防治措施

◎ 生活尽量保持规律，尽量不熬夜。

不规律的生活会打乱人体的生物钟，破坏睡眠规律，从而出现失眠。

◎ 经常锻炼，锻炼能帮助维持身体机能正常。对于大多数人，应在清晨或下午锻炼而不是临睡前。

◎ 避免精神高度紧张，保持良好心态。适当运动，如散步、慢跑、打太极拳等有利于精神放松，使人的睡眠中枢工作正常。

◎ 关灯前阅读10分钟也会有效果。

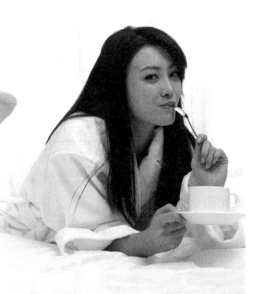

★ 睡前不能喝浓茶、咖啡等兴奋型饮料。

神经衰弱

神经衰弱是指大脑由于长期的情绪紧张和精神压力，从而使精神活动能力减弱，其主要特征为精神易兴奋和脑力易疲乏，常有情绪烦躁、心理生理症状和神经症性障碍。

自疗还是询医，症状是"裁判"

〔自疗〕精神易兴奋，回忆和联想增多，易激怒，易与人争吵。

〔自疗〕脑力易疲乏，精力不足，注意力不集中，记忆力差。

〔询医〕紧张性疼痛，腰酸背痛或四肢肌肉疼痛。

〔询医〕入睡困难，多梦、易惊醒或感睡眠很浅，醒后仍然困倦。

〔询医〕心悸、多汗、肢端发冷、厌食、便秘和腹泻、尿频、月经不调、遗精、早泄和阳痿等。

居家调理自疗法

饮食调理自疗法

◎ 饮食需清淡，宜食富含多种营养的食物。

◎ 不宜傍晚喝浓茶、咖啡或含咖啡因的饮料。

◎ 忌食辛辣等刺激性食物，不可多吃油腻煎炸之物，不宜食过热过寒的食物。

◎ 不应过饥或过饱，不可暴饮暴食；禁烟酒。

小偏方自疗法

◎ 莲子、桂圆肉各15克，百合12克，五味子9克。用水煎成浓汁，服用。

◎ 莲子心3克，用沸水冲泡，代茶饮用。

◎ 小麦300克，一起煮粥，加适量白糖调味食用。适用于盗汗、精神疲倦、神经衰弱等病症。

◎ 桂圆莲子汤：桂圆肉15克，莲子15克。共煎汤，加适量冰糖服食，每日1剂，分早晚服。适于神经衰弱属气血两亏见心悸、失眠、神志不安者。

◎ 山药莲子粥：鲜山药100克，莲子15克，粳米100克，同煮粥，服食。用于神经衰弱见夜寐不安、心悸、胸闷、神疲乏力者。

◎ 甘麦大枣汤：淮小麦30克，甘草10克，大枣15克。水煎2次，分早晚2次饮服。每日1剂，连服数周。用于神经衰弱见精神恍惚、睡眠不安，甚则呵欠频繁、言行失常者。

运动指南

在床上滚动有助于改善神经衰弱。仰躺在床上，两手往头上伸展，双手交握，手臂伸直，双腿伸直并拢，然后身体左右来回滚动。每天睡前滚动5~6次，有助于神经放松。

按摩自疗法

◎ **按摩头部** 每晚临睡前半小时先擦热双掌，然后将双手掌贴于面颊，两手中指起于迎香穴，向上推至发际，经睛明、攒竹等穴，然后两手分开向两侧至额角而下，食指经"耳门"返回起点，如此反复按摩30~40次。

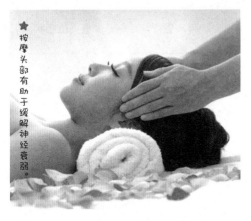

按摩头部有助于缓解神经衰弱。

◎ **按摩腰部** 取盘膝坐位，两手叉腰（四指向后）沿脊柱旁自上而下捏按至臀部，共30次，如发现有压痛点，可用手指在局部按压20~30秒钟。

◎ **按摩胸部** 取盘膝坐位，用右手平贴右肋部，向左上方搓至左肩部，共30次；然后左手平贴，自左肋部搓至右肩部，共30次。

◎ **按摩腹部** 取盘膝坐位，用一手掌叠于另一手上，按于腹部，以脐为中心，先顺时针方向揉腹30次，再逆时针方向揉腹30次。

◎ **按摩脚掌** 取坐位，用左手握左踝关节，右手来回搓左脚掌30次，然后右手握右踝关节，左手搓右足掌30次。

◎ **按摩膝部** 取坐位，用两手按于两膝膑骨上，由外向内揉动30次，然后再由内向外揉动30次。揉动时不要离开皮肤，轻度用力，膝部感到舒适即可。

其他辅疗法

早晚在位于第五胸椎处的神堂穴，施以7颗米粒大小的干艾灸术，由于个人体质有所差异，原则上以施行至神经衰弱症状被控制稳定为止。症状轻者一般只需要2~3天即可见到效果。

防治措施

◎ 坚持身体锻炼，以增强体质，特别是从事脑力劳动者。

◎ 多参加一些有益的文娱或体育活动，多与社会接触，广交朋友。

◎ 避免长期过度紧张的工作，工作安排要劳逸结合，生活规律。

◎ 克服个人情绪方面的弱点，培养乐观性格。

头 痛

头痛虽然很痛苦，但很容易被人们忽视，因为用止痛药就可以轻易治疗。但是，如果头痛异常严重，或是反复发作并且伴有其他症状，就一定要引起注意了。

自疗还是询医，症状是"裁判"

〔询医〕张力性头痛：钝痛，就像一根带子紧紧地箍在头上。

〔询医〕偏头痛：搏动性疼痛，出现在头部一侧，可引起恶心。

〔询医〕丛集性头痛：眼睛发红流液，周围出现搏动性疼痛，伴有同侧充血。

〔询医〕窦性头痛：当你向前弯腰时，面部后方疼痛加剧，并伴有充血。

〔急诊〕突然出现剧烈头痛，兼有手足冰冷、呕吐。

〔急诊〕严重的头痛伴有呕吐、肢体无力、复视、说话含糊、吞咽困难，可能是脑出血或动脉瘤的症状。

〔急诊〕从未有过头痛，突然从清晨时开始，持续存在，可引起呕吐，但在一天内程度逐渐减轻，可能是患有高血压或其他疾病的症状。

〔急诊〕严重头痛伴有高热、眼部轻刺痛以及恶心和颈部僵硬，可能是脑膜炎的症状。

居家调理自疗法

日常生活调理

头痛发作时，宜卧躺于安静、黑暗的房间内，保持充足的睡眠。

饮食调理自疗法

◎ 饮食宜清淡易消化，多食用水果、蔬菜等。

◎ 对于慢性头痛患者，在生活规律、睡眠充足的同时，饮食上要少吃辛辣上火的食物，多饮水，避免因内热过盛而导致头痛。

◎ 注意科学饮食。饮食中要尽量忌食巧克力、咖啡和可可等食品，因为这些食品含有能够使血管收缩的物质，随着血管的收缩会引起头部疼痛感。

◎ 对于经常性头痛的人来说，可能是由于人体内缺乏镁所致。因此，要多食大豆、全谷食物、海产品、核桃等含镁元素丰富的食物。同时不要贪酒，最好不要喝深色的酒，因为深色酒更容易引起头痛。

小偏方自疗法

◎ 带壳生白果60克，打碎后，分2次煎服。

◎ 白芷30克、川芎15克、细辛10克、升麻10克、薄荷6克、冰片3克，一起研成细粉，用药棉蘸少许塞入鼻腔。右头痛塞右鼻，左头痛塞左鼻。

◎ 小母鸡1只、天麻10克，加调料共煮食之。

运动指南

　　经常运动有助于扩张血管、促进血液流动，还能促进机体天然止痛成分——内啡肽的释放。

按摩自疗法

◎ **按压巨髎穴** 巨髎穴位于眼睛瞳仁的正下方，平鼻翼下缘处，鼻唇沟外侧。双手食指放在此处，紧压1分钟，重复3遍。

◎ **按压风池穴** 风池穴位于颅骨底部的凹陷处。在此处紧压1分钟。

◎ **按压太冲穴** 太冲穴位于大脚趾与第二脚趾之间 紧压1分钟，然后放松，重复3遍，1日3次。

◎ **按压太阳穴** 用一只手的拇指和中指分别按压头部两边太阳穴，太阳穴位于耳廓前面，前额两侧，外眼角延长线的上方。然后头部向后仰靠，呼

吸3次后头部归正，如此反复进行2～3次，脑充血会得到调整，有利于缓解头痛。

◎ **敲打头皮** 两手手指交握于后颈部，嘴巴轻轻地张开，两手勒紧后颈部，然后头向上仰，呼吸2～3次后恢复原来的姿势。然后两手握拳，以小指关节弯曲处轻轻敲打头皮，等头皮紧的状况得到改善后，头痛就消失了。

◎ **按摩颅底** 将双手中指放在前额发际处，轻压并逐渐向后移动至头顶部，再沿着发际重复这一动作，每次向两侧移动1厘米直到颞部，然后在头部两侧进行几分钟的环形按摩，最后将两个拇指置于颅底部发际边缘，按摩颅底两侧，直到感到头部完全放松。

◎ **利用笔后端按摩** 找一支圆珠笔或中性笔，以后端较钝的部位，针对可以舒缓头痛的穴点按压。因为有时手指较无力，或是有些穴点位置较难自己按压，利用工具就可以轻松地按摩。

◎ **以毛巾按摩** 双手握住毛巾两端置于颈后，双手往前用力、头部则往后用力，利用毛巾支撑住头部，可以活动僵硬的肩颈部。由于很多头痛是因为肩颈肌肉过于紧绷而引起的，在头痛时做这个动作，可以让头痛的情形得到缓解。

◎ **以热毛巾热敷** 找个毛巾或是手帕、纸巾，以热水浸泡之后拧干。将

热毛巾敷在后颈发际处，因为这里有许多对舒缓头痛有帮助的穴点，通过热敷，可以促进血液循环，使头痛得到缓解。

芳香辅助自疗法

◎ 用指尖蘸一两滴与载体油如葵花油混合的薰衣草精华油，在颞部进行环形按摩，然后对眼睛旁边的凹陷处、耳后以及颈部进行按摩，有助于缓解张力性头痛和偏头痛。

◎ 用薰衣草、迷迭花和薄荷制成的混合制剂进行药浴有助于缓解头痛。

◎ 身边常备一瓶薄荷油，每次感到头痛时，在鼻子下吸一下薄荷油。薄荷油的味道能通过促进血液循环来减轻头痛。

这些药或许适合你

扑尔敏、阿司匹林、天麻头痛片、克感敏。

其他辅疗法

◎ 每日数次将手浸于45～50℃的热水中，水高至手腕以上，每次泡半小时左右，并保持水温。

◎ 在偏头痛开始发作时立即将冰块或一袋冰冻蔬菜放在前额上，同时将脚浸泡在热水中。

注意事项

◎ 忌心情过于抑郁或激动。抑郁、焦虑、急躁等不良情绪易造成头痛，患者应该尽力克制、转移。

◎ 切忌依赖去痛片、安乃近等止痛药，长期使用会形成药瘾，一旦不服药，即肢体无力、精神不振。

◎ 孕妇、高血压、冠心病者不可滥用麦角胺之类的止头痛药，否则会引起不良后果。

防治措施

◎ **保证充足的睡眠** 睡眠严重不足会导致紧张性头痛。可以选择一个舒适、光线暗淡的房间舒舒服服地睡一觉，因为充足的睡眠也可摆脱头痛的困扰。但应注意睡觉时不要用被子蒙着头，以免减少氧气吸入，减少二氧化碳的排出，而造成机体缺氧、二氧化碳潴留。

◎ **加强锻炼、预防感冒** 对于外感性头痛，最好的预防方法就是加强体育锻炼，如爬山、打球、慢跑等。通过锻炼，提高机体抗病能力，减少感冒发生概率，从而使外感头痛发作次数减少。

◎ **定期护牙** 牙齿的疾病会直接引发头痛。

● 头痛类型细分析

头痛类型	危险级别	发生概率	原因分析	解决方法
偶然性头痛	☆☆	☆☆☆☆☆	◎睡眠不足 ◎缺氧或通风不良 ◎过度用眼，如在光线暗的环境读书写字等 ◎噪声刺激（邻居家装修施工） ◎精神过度紧张，承受压力过大 ◎恶劣气味的刺激 ◎晕车或者晕船	◎如果睡眠不足，白天打个10分钟的盹儿会有意想不到的效果 ◎用眼用耳要注意劳逸结合 ◎多吃些豆类食物，并减少盐分和咖啡因的摄入量
高血压导致	☆☆☆☆	☆☆☆☆	高血压导致血液对血管的压力太大，大脑纤细的血管不堪重负，导致头痛	调整血压，尽量保持在一个适当的水平
炎症导致	☆☆☆	☆☆☆☆☆	脑炎、脑膜炎	炎症解决了，头痛便会消失。治本永远是关键所在
脑供血不足	☆☆☆	☆☆☆☆☆	缺氧导致的大脑供血不足，或运动后心跳异常，除了头痛之外，还可能伴有胸闷、呼吸困难等症状	做一个心脏的全面检查，排除心脏病的可能。并经常在有绿色植物的户外进行活动
脑出血	☆☆☆☆☆	☆	情绪激动、外伤导致的脑出血最初的症状是头痛。这样的头痛通常是突然出现的，表现为剧烈的疼痛，而且疼痛的位置相对固定	去医院做脑部检查，看是否有外伤，并请医生尽快处理
原因不明的头痛	☆☆	☆☆	◎牙源性，如牙髓炎、牙周炎连带引起头痛 ◎鼻源性，如鼻梁偏曲时，鼻腔的异常用气均可导致头痛 ◎耳源性，如化脓性中耳炎可导致头痛 ◎血源性，如贫血、血液病等可间接导致头痛	去医院检查，找出头痛的真正原因，以便彻底解决头痛问题

第6章 神经系统不适症状和疾病

脑卒中

大脑因各种原因造成脑血流障碍，导致脑部对应语言、运动等神经功能受损，甚至伴有意识障碍的疾病，称为脑卒中。

自疗还是询医，症状是"裁判"

〔急诊〕突然一眼或双眼短暂发黑或视物模糊。

〔急诊〕突然一侧手足或面部麻木，或伴有肢体乏力。

〔急诊〕突然视物双影或伴有头晕。

〔急诊〕突然说话不清，或感觉舌头不够灵活。

〔急诊〕突然眩晕，或伴有恶心呕吐，甚至伴有心慌、出汗等。

〔急诊〕没有任何预感突然跌倒，或伴有神智不清。

居家调理自疗法

发生脑卒中后，应立即急诊抢救，下文仅仅是卒中后遗期的辅助治疗方法。

日常生活调理

◎ 脑卒中患者因常年卧床，不能自主活动，内心十分痛苦，这种局面必须通过患者和家属共同努力加以改善，应培养患者对病后生活的适应能力，避免过度依赖家人而丧失锻炼意志。

◎ 鼓励急性期已过的清醒患者自行进食，自己处理每天的个人卫生和大小便，以及自己做健肢协助患肢的活动。利用各种互动方式如谈话、读报、听收音机、看电视等对患者进行有意义的感官刺激，鼓励患者运用尚存的能力来克服已出现的问题，达到功能代偿，逐步恢复交流沟通、认知、思维、情感的重要功能，以回归社会，提高生存质量。

◎ 脑卒中患者床褥不可太软；可以用枕头保持正确的睡姿；夜间应采用一个可使患者安睡的位置。

◎ 睡觉时侧卧在脑卒中的一边，它可使患者更注意患侧的肢体及增加触感。承托头部一个枕头已经足够；患侧的肩膀应向前伸展，手肘伸直，双手间可放置一个枕头；患侧的髋部要伸直，膝部微曲。

◎ 脑卒中患者的理想坐姿是双足能平放地面，膝及髋部成直角；坐椅不可太软，要有足够硬度以承托体重；要有扶手用以承托上臂，如无扶手则可用枕头或台面代替。

◎ 脑卒中患者穿脱上衣的步骤（将纽扣改为带子可降低难度）。

穿上衣：

- 把衫袖套进患肢并拉至手肘位置。
- 好手拉着衣领，沿肩膀把衫拉至好侧。
- 好手随即穿进另一衫袖。
- 扣好纽扣。

脱上衣：

- 先将好手衫袖脱下。
- 用好手从背后将衣服拉过头部，脱衫时头垂下及向前伸。

◎ 脑卒中患者穿裤子的步骤。

- 将患侧脚搭在好脚上，把裤管套进患侧脚。
- 将裤管拉高直至脚掌露出。
- 好脚继而穿进另一裤管，将裤头尽量拉高至大腿。
- 弯腰向前站起。
- 把裤子拉过臀部，然后坐下，拉上裤链。
- 身体较差不能站起来的患者，可躺下，翘起臀部，把裤子拉过。

饮食调理自疗法

◎ 多喝水，早晨和晚上睡觉前空腹饮水最重要。因为经过一夜的排尿、出汗、呼吸等水分消耗，早晨血液最为黏稠，急需饮水稀释血液，预防血栓形成。早晨不饮水、担心睡前饮水易"起夜"而不饮水，会给脑卒中埋下隐患。

◎ 膳食应富含维生素、矿物质（尤其要补充钾、镁）。鲜枣、柚子、柑橘等水果和新鲜的绿叶蔬菜含维生素C丰富。

◎ 少吃油腻食物，禁烟酒，膳食总体上要低盐、低脂肪、低胆固醇。

◎ 伴有头昏、眩晕，面颊经常充血发赤，局部有麻木感的高血压患者，要减少动物蛋白摄取量，可用含植物蛋白丰富的豆类制品代替一部分肉食。

◎ 伴有心脑血管病的高血压患者，为了预防血块凝结，缓解脑动脉粥样硬化症状，可常吃黑木耳、银耳等。

◎ 血脂、胆固醇过高者，最好用植物油代替动物脂肪烹调菜肴，可选用玉米油、葵花子油、花生油。

◎ 不吃煎炸食品；食用油反复煎炸后尤不宜再食用。

多摄取这些营养素

英国科学家证明，叶酸可以降低人体内高同型半胱氨酸的浓度，使心肌梗死和脑卒中的危险性下降10%～20%。专家介绍说，叶酸是一种存在于绿叶类蔬菜和肝脏中的B族维生素。在这以前，医生通常要求女性在怀孕前后服用叶酸，以预防胎儿发生类似脊柱裂这样的神经管疾病。高同型半胱氨酸具有损伤血管内壁的作用，因而被视为心血管疾病的一个危险因子。

小偏方自疗法

◎ 花生米适量，浸醋7天，每日早晚各吃花生米10粒。

◎ 生姜60克，醋100毫升，生姜与醋共煎，洗患肢，每日一次。本方用于脑卒中肢体麻木者。

◎ 大皂荚1～2枚，3年陈醋适量。取大皂荚去皮、子、研末细筛，以醋适量调和涂于面部，左歪涂右，右歪涂左。本方用于脑卒中口角歪斜。

◎ 灯盏花10克，鸡蛋1只，蒸服，每日1次。

◎ 桑寄生15～30克，鸡蛋2只，将此2味加水同煮，蛋熟去壳，再煮片刻即成，每日1次，吃蛋喝汤。

运动指南

在温热的水池中游泳对恢复丧失的运动能力特别有用。

按摩自疗法

每天做2次脑保健操以疏通经络。

具体做法是双手掌按住后脑勺按揉100下，手指夹住耳朵上下推拉按摩100下。可由家人帮助练习。

防治措施

◎ 坚持适当锻炼，绝不要放弃最廉价的健康之道。户外晒10分钟的太阳，血压可下降约6个毫米汞柱。

◎ 控制高血压，保持血压稳定在一定范围内。不要以为血压不高或没有不适症状而思想放松，要定期去检查身体，至少半年一次，以及早掌握病情变化，防止意外发生。

◎ 遇到一过性脑缺血发作，应立即去医院检查、治疗。一般发生脑卒中的危险是在一过性脑缺血发作后的2～4周内。

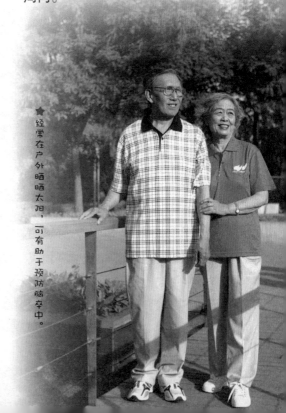

★经常在户外晒晒太阳，可有助于预防脑卒中。

◎ 将食盐摄入量限制在每日5克左右，少吃甜食和动物脂肪，多吃含钾的食物，如鱼类、豆制品、蔬菜、瓜果等。

◎ 禁烟，不要喝烈酒，不要酗酒，含咖啡因的饮料要少喝。

◎ 培养乐观的情绪并学会自我控制情绪，要心胸开阔，心平气和，保持心理健康。

◎ 每天保证7~8小时的睡眠时间。

◎ 早晨醒来时不要立刻起床，应在被褥中活动身体，缓慢起床。

◎ 洗脸、刷牙要用温水。如厕时应穿着暖和。沐浴前先让浴室充满热气，等浴室温度上升后再入浴。

◎ 在适当多穿些衣服注意保暖的前提下，每天室内通风两次，每次20~30分钟。避免长时间室内不通风，人员聚集较多时，容易导致室内缺氧及细菌、病毒的大量繁殖。

最易发生脑卒中的时间段

国外专家的一项研究发现，早晨6~8点和晚上的6~8点最易发生脑卒中。

脑梗死（流向脑部动脉的血液管道被阻塞）是脑卒中最常见的一种，脑出血（脑内出血）患者的数量约为脑梗死的一半，蛛网膜下腔出血（大脑表层动脉出血）是最少见的一种。研究人员将一天（24小时）划分成两个时期（各12小时），结果发现，这3种形式的脑卒中都在早晨和晚间早些时候的发病率最高。研究人员还发现，脑梗死在早晨发生的风险更高，在下午发生的风险则要低一些；脑出血和蛛网膜下腔出血在早晨的发生率较低，但在下午发生的风险则更高。而且大约有1/5的脑梗死发生在睡眠期间，大多数都发生在醒之前的那一时段。

然而，值得注意的是，发起这项研究的人还记录到，脑卒中也可能在早期睡眠中发作。据研究发起人解释说，通常人们睡觉时血压会下降，所以削减了发生脑卒中的危险，但低血压也会是引发脑梗死的一个危险因素。

抑郁症

抑郁，在任何年龄阶段均可出现，但常出现在中年早期，而且在上了年纪的人群里更为普遍。在全世界，受抑郁症影响的女性占全部女性的 25% 左右，男性占全部男性的 10% 左右。

自疗还是询医，症状是"裁判"

〔自疗〕疲乏无力，语言缓慢，行动迟缓。

〔自疗〕失眠或是嗜睡。

〔自疗〕持久的悲伤、悲观，负罪感，无价值感，无助或无望感。

〔自疗〕同家人及朋友疏远。

〔询医〕有自杀的想法，或是具有以上两种及两种以上的症状不能自我调整者。

居家调理自疗法

日常生活调理

餐前用脑过度，进餐时情绪激动、愤怒，餐后立即用脑、用力工作劳动，均不利于病情的恢复。

饮食调理自疗法

◎ 多吃含钙的食物，如大豆及豆制品、牛奶、鱼、虾、大枣、柿子、韭菜、芹菜、蒜苗等。抑郁症患者食欲差，而钙可增进食欲，且使人保持良好的心情。

◎ 忌食酒类及咖啡等食品。

◎ 瑜珈饮食理论中所提倡的"悦性"食品可以多吃，少吃"惰性食品"。

小偏方自疗法

◎ 麻油、芝麻、冰糖、蜂蜜、核桃、鲜牛奶各 120 克，大茴香、小茴香各 12 克，先将核桃去壳后与大、小茴香及芝麻研成细末，再加入冰糖、蜂蜜、麻油、牛奶置小火上炖 2 小时左右，冷后服用，每次服 6 克，1 日 3 次。

◎ 大枣 10 个、甘草 9 克、浮小麦 30 克，水煮浓液服用。可缓解女性精神忧郁。

◎ 香附根 60 克，洗净切碎，用开水、白酒各 250 毫升，浸泡 3～5 日，去渣，酌情饮之。用于心中郁闷。

按摩自疗法

按压曲泉穴可有助于改善抑郁症状。弯曲右膝关节，将拇指置于膝内

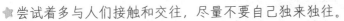

🌸 尝试着多与人们接触和交往，尽量不要自己独来独往。

🌸 不要急躁，对自己的病不要着急，治病需要时间。

🌸 病人在没有同对自己的实际情况十分了解的人商量之前，不要做出重大的决定，如调换工作、结婚或离婚等。

🌸 不妨把自己的感受写出来，然后分析、认识它，对于那些消极的、属于抑郁症的表现，想办法摆脱它。

🌸 可以将一件大的繁杂的工作分成若干小部分，根据事情轻重缓急，做些力所能及的事，切莫"逞能"，以免完不成工作而心灰意冷。

侧皱褶处，正好在膝关节正下方，按压1分钟，反复2～3次，然后重复按压左腿。

其他辅疗法

◎ 培养、锻炼自己的思想情操，不要过于压抑自己的感受，可以经常与自己认为信得过的人谈谈心里话，发泄一下心中的"不平"情绪，甚至可以大哭一场，能发泄出来要比闷在心中好受。

◎ 找一个最值得信赖的人，自己平躺在床上，令其握住自己的手，按照自己内心情绪，毫不隐晦地发泄出来，随便喊叫自己想说的话，直至感到畅快为止。

◎ 家属与周围人群多给予鼓励、赞扬与同情，协助其战胜不良心态。

◎ 经常听一些轻快欢畅的乐曲，有助于改善抑郁症状。

注意事项 ❌

◎ 中药理气药多为香燥之品，易伤阴血（如口舌干燥、胃中嘈杂等）；养血药性多滋腻，易出现胃口不佳、舌苔厚腻等情况。故应慎重使用。

◎ 本病与情绪关系密切，如果心中疙瘩不解，光靠药物，很难完全治愈。自疗时不宜完全把希望寄托在药物治疗上，重要的是化解心中的症结。

防治措施

◎ 保持乐观心态，要正确评价自己。

◎ 加强体育锻炼，运动可使人产生化学和心理上的变化，可以改变血中激素的含量，调节植物神经系统，从而减缓抑郁状态。在清晨到公园里散步，有助于心情舒畅。

◎ 参加社交活动可开阔视野，跳出自己狭小的思维圈子，有利于预防抑郁症。

坐骨神经痛

坐骨神经痛是以坐骨神经走行及分布区域疼痛为主的综合征，其大多数病例是继发于坐骨神经局部或周围结构的病变对坐骨神经的刺激压迫与损害引起的，称为继发性坐骨神经痛；少数系原发性，即坐骨神经炎。

自疗还是询医，症状是"裁判"

〔自疗〕疼痛从臀部放射至大腿、小腿，经常能放射至足，可以是锐痛也可以是钝痛，可以是刺痛也可以是灼痛，可以是间断的也可以是持续的。

〔自疗〕经常只累及身体一侧，并且可由咳嗽、喷嚏、弯腰和举重物而加重。

〔询医〕疼痛剧烈，自疗无效。

〔询医〕疼痛持续 3 ～ 4 天，并伴有足无力，这说明病症较重。

居家调理自疗法

日常生活调理

◎ 注意保暖与休息，改善居室条件，保持通风与干燥。尽量避免涉水、淋雨、出汗后吹风，内衣汗湿后应及时更换。

◎ 睡在软床垫上曲膝侧卧，避免低卧位。

◎ 调整椅子的高度，以便双脚掌着地，双膝比臀部略高一点，养成双脚掌着地的坐姿习惯，而不要跷二郎腿。确保椅背结实，后背伸直后靠坐在上面。

运动指南

根据身体情况进行体育锻炼，可以疏通血脉筋骨，并增强体质。

按摩自疗法

◎ 手握空心拳，拍打腰臀部，用力适度，以舒适为度，拍打要有节奏，持续拍打2～3分钟，可达到活血散寒和止痛的目的。

◎ 取坐位或是站立，用手掌从腰部到臀部来回按摩1～2分钟，节律应逐渐加快，使之有发热的感觉。

注意事项

◎ 孕妇使用内治法宜慎重，以免引起流产和早产。

◎ 激素类药物仅限于急性期，应避免长期使用，切忌滥用。

第7章

运动系统不适症状和疾病

骨质疏松

骨质疏松是人体骨骼组织内矿物质减少（主要是钙）的一种骨病。骨骼中钙的储存约占体内钙的99%，是天然的钙库。这些钙流向全身，保持钙磷代谢的内稳定，而一旦骨内的钙储备减少，就会发生骨质疏松。

自疗还是询医，症状是"裁判"

〔自疗〕背疼。

〔自疗〕身高逐渐地减低或伴有驼背姿态。

〔询医〕无外伤性的脊椎、腕和髋骨的骨折。

〔询医〕出现进行性背痛或突发严重的背痛，说明可能是由于骨质疏松而引起的脊椎压缩性骨折。

〔询医〕牙齿的 X 线片表现颌骨骨质丧失，可能是骨质疏松的早期信号。

居家调理自疗法

日常生活调理

◎ **生活规律，防过劳**　中医认为，劳累过度、经常加班、房事过度，都可致肾虚而诱发骨质疏松。

◎ **不吸烟**　研究表明，吸烟会使绝经女性患此病的概率提高50%左右。

饮食调理自疗法

◎ 补充钙。牛奶、谷类、豆制品、深色蔬菜、虾皮等均含有丰富的钙。

◎ 充足的蛋白质。蛋白质是组成骨基质的原料，有助于增加钙的吸收和储存，对延缓骨质疏松有利。

◎ 一些蔬菜如菠菜、苋菜等，含有较多的草酸，影响钙的吸收。如果将这些菜在沸水中余烫一下，可减少部分草酸。

◎ 谷类中含植酸，影响肠道对钙的吸收，可以先将大米加适量的水浸泡后再洗；在面粉、玉米粉、豆粉中加发酵剂发酵并延长发酵时间，均可使植酸水解，使游离钙增加。

◎ 香菇能够强壮骨骼。香菇中富含麦角甾醇，能够提高钙的吸收率。麦角甾醇在太阳照射下可以生成为维生素D，增加身体钙的吸收率。

◎ 限制饮酒。过量饮酒可影响钙的吸收，所以应限制饮酒量。干扰人体对钙吸收的食物还有软饮料和咖啡等。

◎ 为了辅助钙的吸收，推荐适量补充维生素D。

◎ 在炖骨汤前，先在水里加点醋，醋可将骨中的一些钙分离出来，更利于人体吸收。

◎ 在每天的食物和饮料（包括汤、炖食和红烧蔬菜炖肉）中加脱脂干奶粉，每一茶匙干奶粉相当于在食物中加入约20毫克的钙。

多摄取这些营养素

大豆中含有一种特殊化合物，被称为异黄酮，这种物质对骨质疏松症有一定疗效。一种叫做大豆苷元的异黄酮，非常类似于在亚洲和欧洲广泛使用的治疗骨质疏松症的药物。这种药物能阻止骨骼破裂，当药物在体内代谢的时候，就会产生大豆苷元，而这种物质就存在于大豆中。这表明，食用大豆这种天然的大豆苷元，有助于减少骨质疏松症的危险。同时，另一种异黄酮——染料木素，也可以预防骨质疏松症。有动物研究显示，染料木素有助于抑制骨破裂。

运动指南

◎ 加强锻炼，防止骨质疏松。因为全身或局部活动太少可致废用性骨质疏松。

家庭医生全程呵护

多做跳跃可预防骨质疏松

有研究者对绝经前后的女性进行了观察，发现每天坚持做上下跳跃的女性，一年后对比较少运动的女性骨密质高，且对于最容易发生骨折的髋部，其密度能增加3％左右。这是由于在跳跃运动时，不但加速了全身的血液循环，而且地面的冲击力更激发骨质的生成。

跳跃运动预防骨质疏松症做起来简便易行。做时找一块较为平坦的地方，周围没有什么障碍物或锐利物，双足蹦起，上下跳就行了。

每天只要做50次跳跃运动，长期坚持下去，便能收到增加骨密度、防止骨质疏松的效果。如果觉得这样跳枯燥，可用跳绳的方法。

需要提示的是，跳跃运动预防骨质疏松症，不可急于求成，贵在坚持，只有在轻轻松松的长期坚持下才能收效。女性在绝经期前就应该开始多做跳跃运动，中老年男性也宜尽早多做跳跃运动，如此便可增高骨密度，对预防骨质疏松症极为有益。

一些常坐办公室的人，一定要加强室外体育锻炼，如跑步、散步、打球等。老年人退休后更要加强活动，不要每天待在家中。

◎ 锻炼至少每周做3次，每次30～45分钟，尽管游泳和骑自行车这些常见的健身方式对于心血管是好的锻炼，但不能预防骨质疏松症，因为做这些不能给骨以足够的压力。

防治措施

◎ 人体在35岁以前，骨代谢非常旺盛，摄入的钙很快被吸收进入骨骼中沉淀，骨骼生成迅速，骨钙含量很高，骨骼在人的一生中也最为强壮。由于成骨细胞的作用，此期间骨形成大于骨的丢失。如果在35岁以前让骨骼最大限度地储存钙，对预防和减轻

骨质疏松症具有重要意义。

◎ 如果从少年开始，特别是在进入骨骼发育并逐渐定型的成人阶段，每天至少坚持饮用1200克的牛奶，当他们步入老年后，这种疾病大多是能够预防的。

◎ 要经常晒太阳，皮肤受到紫外线照射，会产生维生素D。维生素D是调节钙、磷代谢的重要物质，可以促进钙在肠道中充分的吸收，有利于骨钙的沉积。同时，它对骨骼成骨细胞有促进增生、增殖的作用，是骨骼生长、发育必不可少的物质，直接影响青年时期骨量峰值，对预防骨质疏松有重要作用。一般来说，人们每天有30分钟的光照时间，便可生成足量的维生素D。

◎ 充足的蛋白质摄入，长期低蛋白饮食会引起骨基质中的蛋白质合成不足，导致骨密度下降，诱发骨质疏

★坚持运动锻炼可增强骨质的强度和骨量。

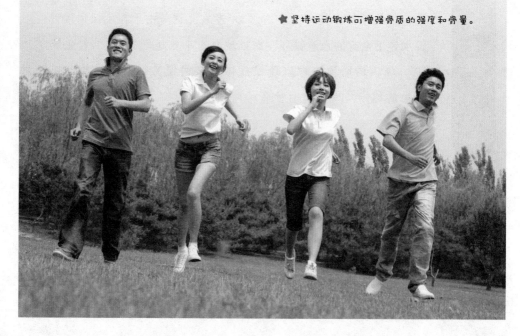

松。所以，医学营养学家指出，中老年人要保证满足机体的蛋白质营养需求，摄入充足的食物蛋白。鸡蛋、瘦肉、牛奶、豆类和鱼虾都为高蛋白食物，应当合理搭配，保证供给。

◎ 不吸烟和少饮酒。经科学研究表明，酒精和烟草中所含的有害物质及其毒素可导致成骨细胞破坏，使得骨量降低而诱发骨质疏松症。有关调查还发现在患脊柱骨质疏松的男性患者中，接近80%具有长期大量吸烟和酗酒的历史。特别是到了中年之后，为了我们的身体健康，务必戒烟和忌酒，即使喝酒也要适量，以低度酒为佳，如红酒和黄酒，且严格控制饮酒量和次数。

◎ 积极参加适合自己身体条件的运动。坚持运动锻炼可增强骨质的强度和骨量。而长期缺乏锻炼的人到了中老年后，骨量的减少相当迅速，患有骨质疏松症甚至发生自发性骨折的危险远远大于经常运动锻炼的人。因此，我们要从青少年时期起就要养成爱好运动的好习惯，到了老年后仍然要根据身体状况安排适宜的运动锻炼项目。

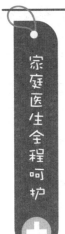

家庭医生全程呵护

单靠补钙能防止骨质疏松吗

人体骨骼骨量的累积主要是在20岁以前，到20岁90%骨量已经形成了，剩下的10%是在20～30岁之间累积，30岁左右是一个人骨量的顶峰。骨峰值跟骨质疏松有很大关系，如果骨峰值不高，将来发生骨质疏松的可能性会比较大。

骨峰值的形成约70%跟遗传有关系，约30%和环境因素有关系。遗传改变不了，但是有两条是可以改变的。一是钙的摄入量，二是运动。临床证明，服用钙片能够有效提高人体骨密度，预防骨折，但只靠补钙是不能防治骨质疏松的。钙只是人体必需的一种营养元素，不是治疗的药物，防治骨质疏松既需要补钙，也需要其他药物的治疗。

另外，补钙还要看肠胃的吸收情况，也不是简单用钙就能解决的。规律运动也是很重要的，同时跟生活方式也有关系，如不吸烟不喝酒，咖啡饮料少喝，这样都可以保护骨骼健康。所以骨的健康，以及将来怎么更好地在老年时期预防骨质疏松，一定要从儿童、从年轻的时候抓起。

颈椎问题

颈椎病是一种骨骼的退行性病理改变，发病率随年龄增长而增多，50岁左右的人群中约有25%的人患过或正患此病。从临床观察来看，该疾病有越来越年轻化的趋势。

自疗还是询医，症状是"裁判"

〔自疗〕短时间的颈部轻度发僵、发硬、疼痛。

〔询医〕颈部不适持续时间过长，比如超过3天。

〔询医〕出现肩背部沉重、肌肉变硬、上肢无力、手指麻木等严重症状。

〔询医〕伴有头痛、头晕、视力减退、耳鸣、恶心等异常感觉。

〔询医〕怀疑由其他疾病引起的颈椎不适。

➕ 居家调理自疗法

运动指南

◎ 双手交叉，双手掌放在脑后部，用力往前推头部，而头部则用力向后顶，持续4～5秒钟。放松1～2秒，如此反复进行30次，每天做2～3遍。

◎ 左右端肩15～20分钟。一般5分钟后颈部会有热的感觉。坚持一周内症状会有所减轻。

◎ 头向左后轻缓转动，尽力而为，再缓慢回到原位，眼向前平视，头转向右后，左右各15～20次；稍停片刻，再将头向前探和后仰各15～20次，每天做3～5遍。

◎ 直立，两足分开，上身后倾，左手插于腰间，右手抬起，头和上身顺势转向左侧，低头4次，换方向。共重复10次。可以舒展肩关节及腰部肌肉。

◎ 直立，两足分开，两手交叉，与肩平行上举，尽量上举，掌心尽力下压。然后交叉手掌反转，掌心向上伸直上臂，同时头后仰，直视手背。可以使肩下有牵拉感觉，松弛筋膜。

◎ 头部尽量后仰，双唇合闭，仰到最大限度，猛低一次，以下颌触及胸部，重复6次；相反动作低头到后仰6次。

（注：以上自疗方法适用于轻度颈椎问题。）

按摩自疗法

直立，两足略分，双手手掌按摩臀部，然后手背按摩腰部，最后食指指腹按摩肩背各10次。有舒展背肌的功效，适用于轻度颈椎问题。

其他辅疗法

◎ 用热毛巾，或用保鲜膜包裹住脖颈，然后用电吹风吹。这个办法的道理其实和按摩是一样的，都是通过加热来促进血液循环，可以有效缓解颈椎不适的症状。

◎ 选用符合生理要求的枕头。仰卧时，枕头要能保持颈曲的弧度，即仰卧时枕头边缘应保持弧形，不能呈斜坡形。枕头高度要符合个人的肩宽需要。粗略的标准是，仰卧枕高约一拳（根据个人自己的拳），侧卧枕高应为一拳加二指。

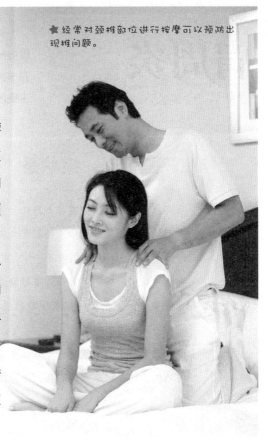
★ 经常对颈椎部位进行按摩可以预防出现椎问题。

家庭医生全程呵护

落枕与颈椎病的关系

　　有的人一觉醒来，觉得颈部疼痛而且活动受限。轻者起床做适当的颈部运动后，症状逐渐消失，重者颈痛越来越重，出现头昏、头痛、颈肩背痛、手臂麻痛等不适症状。这就是人们常说的"落枕"。

　　"落枕"是颈椎病的一种信号。"落枕"说明颈椎周围的韧带已松弛，失去了维护颈椎关节稳定性的功能，称为"颈椎失稳"，椎关节有发生"错位"的可能。继椎关节失稳、错位之后，可累及椎间盘，骨质增生加速，就发展成为颈椎病。

　　预防"落枕"要注意正确的睡眠姿势。正确的睡眠姿势是以仰卧为主，左、右侧卧为辅。要保证仰卧时枕头维护颈部的生理弯曲，使胸部在仰卧中保持呼吸畅顺，全身肌肉能较好地放松，这样还有利于加深睡眠深度。

肩周炎

肩周炎因50岁前后多发，故又称"五十肩"。以肩部疼痛和功能障碍为主要症状，是一种肩关节囊与关节周围软组织的慢性退行性病变。发病人群主要在40岁以上，且女性多于男性。

自疗还是询医，症状是"裁判"

〔询医〕肩部疼痛，疼痛通常在夜间恶化，且侧卧时更加严重。由于肌肉痉挛和疼痛，肩关节活动范围逐渐减少，特别是外转和外展受限最显著。这是肩周炎疼痛期的表现。疼痛期的持续时间并不一定，约2～9个月。

〔询医〕疼痛逐渐减轻但肩关节挛缩僵硬渐渐加重，呈冻结现象。严重时，肩关节的动作完全丧失。这是肩周炎僵硬期的表现。这一期将持续4～12个月，病程长者，可能出现轻度肌肉萎缩。

〔自疗〕肩关节活动度渐渐恢复，不舒适感逐渐减轻，肩关节的粘连、挛缩逐渐消失而恢复功能。这是解冻期的表现。这期间患者需要6～9个月来恢复功能性活动。

居家调理自疗法

小偏方自疗法

症状严重的患者，可以用火轻烤2～3个芋头，剥去外皮。然后将芋头和一个鸡蛋的蛋白放入容器中，添加一块磨碎的老姜，充分搅拌，然后加上约搅混物一半分量的面粉，将拌好的黏糊状物铺陈在布上，贴于疼痛处，每天更换1～2次。2天左右疼痛便会有所减轻。

运动指南

渐进运动治疗是减轻肩膀僵硬症状和恢复功能活动的关键，在患者可以承受的范围内轻微地运动，有助于增加局部的血液循环。在急性期时，肩关节的活动往往仅能用被动的方式以健侧带动患侧做运动，逐渐加强肩关节的活动度。

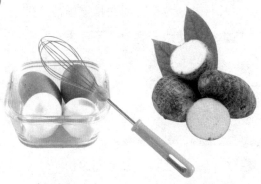

★用图中的食材研制的小偏方可以有效辅助治疗肩周炎。

◎ 找一个大转轮，手握住转轮手柄顺时针用力转20圈，然后逆时针再转20圈。一开始患肩周炎的胳膊做起来可能比较难，但要坚持认真地完成，一般1个月后，就可见效。

◎ 每天吊一会单杠，一般1周之后就会有效果。

◎ 钟摆运动，手臂下垂，肌肉放松，由身体带动前后左右摆动，以及顺时针、逆时针方向绕圈，摆动幅度由小到大。

◎ 手指爬墙运动，面向墙壁，患侧向前伸直向上爬动，身体渐渐配合往前走，不可耸肩，逐渐伸直手臂至无法再向上为止，然后缓缓将手放下，转向侧面做外展动作，要领如上。

◎ 弯腰晃肩法，弯腰伸臂，做肩关节环转运动，动作由小到大，由慢到快。

◎ 双手颈后部交叉，肩关节尽量内收及外展，反复数次。

◎ 外旋锻炼，背靠墙而立，双手握拳屈肘，两臂外旋，尽量使拳背碰到墙壁，反复数次。

其他辅疗法

◎ 洗个温水澡，将颈部以下的身体浸泡于温水中，可有助于放松肩关节周围的肌肉。

◎ 热疗可以增加局部的血液循环、减少肌肉痉挛、帮助肌肉放松。肩部运动之前，热敷可以增加运动的效果。

注意事项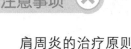

肩周炎的治疗原则是加强肩关节的主动活动锻炼。如果患者不敢活动关节，关节周围粘连会加重，导致病情加重。

防治措施

◎ 注意保持正确的坐姿，坚持体育锻炼，以缓解肩部软组织的长期疲劳，延缓衰老。

◎ 肩部或上肢扭挫伤、脱位治愈后，应加强功能锻炼。

◎ 劳逸适度，避免过度的体力劳动。

◎ 注意保暖，避免风寒直袭肩部，特别是在冬天睡觉时要特别留心盖好肩和背。

◎ 早期肩部疼痛较重时，应先卧床休息，几天后再采用针灸、推拿、理疗，并加强自我锻炼以及服用必要的药物等综合疗法时，积极治疗。疼痛缓解后时，还必须进行功能锻炼，以防复发。

◎ 夏季酷暑难熬，有些人爱冲凉水澡，致使肩膀常受寒冷的刺激；许多人爱久坐于林阴道、屋檐下，或居湿地，或淋风雨，或夜露宿，只图凉爽，而易遭受风寒湿袭击，应尽量避免。

腰 痛

腰痛是一种常见病、多发病。世界卫生组织已经把腰痛列为人类面临的主要健康问题之一。腰痛在体力劳动者中发生率较高，从事机关工作、长期伏案工作的人员也易腰痛。

自疗还是询医，症状是"裁判"

〔自疗〕当快速弯腰，挑重担或举重物之后，突然发生腰痛，且腰椎两旁肌肉发生痉挛而有触痛，提示可能为急性腰扭伤或腰肌劳损。

〔自疗〕腰痛，尤以第4、第5腰椎旁疼痛明显，并向一侧下肢放射，甚至有明显的麻胀感，平卧时患侧下肢不能直腿抬起，提示可能为根性坐骨神经痛。此病多见于30～50岁的中年男子。

〔自疗〕腰痛在卧床时加重，起床活动后反而减轻，应考虑腰纤维组织毛病。

〔询医〕腰痛如"炸裂"一样痛，并沿臀部放射至大腿后侧、腋窝、小腿外侧，多有针刺或电击样的感觉，腰痛过后下肢仍感到麻胀，病人躺卧后则症状可减轻，但站立、行走，甚至咳嗽、打喷嚏、用力排便时，腰痛明显加重，提示可能为腰椎间盘突出症。

〔询医〕怀疑由其他疾病引起的腰痛。

居家调理自疗法

日常生活调理

◎ 女性做家务活不可弯腰过久，可以用屈膝来代替弯腰动作。

◎ 尽量避免坐软座沙发或转椅等支撑差的座位，而选择坐折叠椅或小板凳等硬椅。

◎ 保持正确姿势，无论做什么都不能违背生理机能，如穿着宜宽松；睡、站、坐姿要正确；桌椅、枕头高度要适宜；抬举东西要量力而行；下蹲时应挺直胸部，站起时要用腿部的力量而不是用腰部的力量。久坐办公室的人要使背部紧靠椅背，以使腰部肌肉得到支撑，还要注意写写停停，时而向后伸伸腰等。

◎ 坚决不吸烟，吸烟可以收缩腰椎间盘中的微血管，使腰椎间盘缺乏营养，而加速老化，从而产生腰部针刺样疼痛。

饮食调理自疗法

腰痛者的饮食，一般与常人无多大区别。但要注意避免过多地食用生冷寒湿的食物，即使在夏天，也不宜多饮冰冻的饮料。对于性寒凉的水果，如西瓜，也不宜一次进食太多。

小偏方自疗法

◎ 将炒热的粗盐、粗沙包在布袋里，趁热敷在患处，每次30分钟，早晚各1次，注意不要烫伤皮肤。

◎ 薏米60克，白术45克，水煮服用。适用于湿重腰痛。

◎ 莲子、糯米各适量，清水洗净，加水适量，煮粥食。适用于孕妇腰痛。

◎ 常吃风干栗子，可有效缓解女性腰疼、白带，男性遗精症状。也可用下面这个食疗方法：栗子20个，猪腰1个，核桃2个，煮食，效果更好。

◎ 粳米100克，水煮粥，待成时再用水淀粉勾芡食用。可以补脾胃、强腰膝。

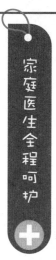

应根据症状区分不同种类的腰痛

★组织发炎而造成的腰痛，早上醒来最痛。可能是关节炎、肌肉筋膜炎、强直性脊椎炎等，主要表现是：早上醒来时最痛，经过活动后，疼痛的症状减轻。这是由于晚上没活动，新陈代谢所产生的废物堆积在局部组织，刺激神经而引起腰背酸痛，经过活动后血液循环增加，将这些废料带走，因而疼痛减轻。

★腰椎间盘突出压迫神经根所致的腰痛，晚上最痛。腰部位于躯干的下部，承受的重量自然最多，加上腰部是整个躯干活动最频繁的地方，所以腰部是常见的疼痛部位。而在一天中，随着工作时间渐久，腰椎间盘就越突出，因此腰痛就越加剧。经过一晚上的休息，椎间盘又稍稍复位，压迫神经之压力减轻，腰痛就获得缓解，所以这类患者往往早上腰痛减轻，甚至完全不痛，但是工作到中午过后即开始腰痛发作，越到傍晚就越痛。

★如果是癌症造成的腰痛，可能会在梦中痛醒。这种疼痛常发生于夜深人静之时，能将一个人从睡梦中痛醒，或者是觉得越晚越痛，越睡不着。这种癌症痛有一个特征，那就是在疼痛处轻轻敲击的话，通常会加剧疼痛，这与一般肌肉酸痛轻轻敲反而较为舒服正好相反。

运动指南

◎ 在背部距墙壁半米处站立，双腿与肩同宽，双手叉腰，四指在前，拇指在后。将拇指按在腰眼处，转头带动上半身向后转动，到能承受的最大限度后复原，反复做多次。需要注意的是，动作要缓慢，幅度由小到大，循序渐进。

◎ 可缓解腰痛的体操：第一步，站立，两足尖成外八字型，略比肩宽；调整呼吸，两手上举，掌心向上，至头顶后十指交叉。第二步，十指交叉后，两臂尽量往上伸直，同时由脚尖至全身尽可能地向上伸直，维持1分钟左右。复原后，再开始伸展。如此反复，多多益善。

◎ 坐在椅子上，双手握拳，抵住腰部。以这种姿势，在腰部的位置刺激背骨两侧。然后以刺激穴道的姿势，边吐气边把上身向后仰。

◎ 转胯运腰：两腿分开，稍宽于肩，全身肌肉放松，双手叉腰，调节呼吸，胯向左，再向前，向右、向后围绕腰中轴做水平转圈动作。转胯一周为1次，15～30次，再反方向做，上身保持直立，幅度由小到大。

◎ 躺下，让腰部保持平躺，同时将右手及左脚保持举起，数5下，然后慢慢放下。接着按相同步骤换另一对手及脚。

按摩自疗法

◎ 患者将双掌搓热，然后紧贴自己的腰部皮肤，并横向反复摩擦，擦到局部微热即可。

◎ 点腰眼穴。患者取俯卧位，请他人以双手拇指指腹放于腰眼上，逐渐用力下按，当下压至最大限度时，维持半分钟，然后缓慢减力，恢复原状，以腰部酸胀为度。

防治措施

◎ **睡木板床，减少脊椎侧弯压迫**

◎ **每天要有意识地进行腹肌和腰背肌的功能锻炼** 适量劳动和体育活动都能对腹肌和腰背肌起到良好的锻炼作用。

◎ **加强腿部力量锻炼** 腿部肌肉在保

★ 适量的体育活动对锻炼腰背肌很有帮助。

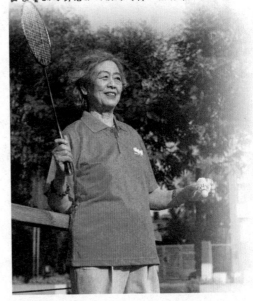

持正确姿势方面能起到重要作用。强健的腿部能有效分担腰背部负担，而缓解腰痛。

◎ **避免长时间久坐或站立，应有适当的活动时间**　注意坐椅的高低及坐的姿势。坐时最好用小枕头垫在腰部，每隔一定时间可以去掉小枕头几分钟，这样能让腰部经常变换位置。坐得太久了应站起或走动一会儿，并做伸腰动作，让腰部肌肉得到休息。

◎ **进行柔韧性锻炼**　如果身体柔韧性不好，腰部损伤的机会就增加。可以通过练瑜伽、打太极拳等来增强柔韧性，缓解腰部肌肉紧张。

◎ **避免肥胖**　肥胖会给脊椎带来较大的负担，同时由于腹肌松弛而不能对脊椎起到支撑作用，甚至使脊椎发生变形，这对健康的危害很大。

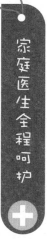

容易导致女性腰痛的其他因素

女性的腰痛发生率很高，除一般性因素外，还有的是由女性自身的生理或病理特点造成的。

🔥 **月经期**　女性月经期前后，由于骨盆腔充血，血液循环受阻，从而反射性地引起腰酸、腰痛。

🔥 **子宫后倾**　由于体内支持子宫的韧带受到过度的牵引，同时使部分神经受压，会引起较重的腰酸腰痛。

🔥 **子宫脱垂**　正常子宫的位置是前倾前屈位，如果子宫脱垂，可牵拉韧带，导致腰痛的发生。

🔥 **生殖器肿瘤**　如子宫肿瘤、卵巢肿瘤、卵巢囊肿等，都会发生压迫性和牵拉性腰痛。

🔥 **妊娠腰痛**　随着胎儿的逐月增大，腰部的压力增加，导致骶部韧带松弛，压迫盆腔神经、血管，也会导致腰痛的发生。

🔥 **子宫颈炎**　子宫颈发炎后，可出现白带增多、局部瘙痒、刺痛等症状，还会伴有腰酸腰痛等表现。

🔥 **盆腔炎症**　如盆腔腹膜炎、慢性附件炎、盆腔结缔组织炎等，这些疾病的炎症刺激均可以引起腰痛。只要治愈这些疾病，腰痛就会消失。

🔥 **生育因素**　生育子女过多或者人工流产次数过多，会导致中医所称的肾气亏虚，诱发腰痛。

关节炎

关节炎是最常见的慢性疾病之一，共有数十种类型，其中最常见的是骨关节炎和风湿性关节炎两种。全世界共有3.55亿关节炎患者，其中约有1.9亿患骨关节炎，超过1650万人患类风湿关节炎。

自疗还是询医，症状是"裁判"

〔自疗〕发热、关节发炎、压痛和锐痛，有时伴有发冷。

〔询医〕身体双侧臂、腿、腕或手指同类关节出现肿胀性疼痛、发炎和僵硬。

〔询医〕经短暂坐立或一夜睡眠感到臂、腿或后背疼痛、僵硬，可能出现骨关节炎或其他关节病变。

〔询医〕疼痛伴发热，可能患了感染性关节炎。

〔询医〕无论由于创伤还是未知原因，疼痛和僵硬感发展迅速。

➕ 居家调理自疗法

饮食调理自疗法

饮食上要控制高脂肪食物。脂肪在体内氧化的过程中，会产生一种叫做酮体的化学物质，过多的酮体对关节有较强的刺激作用，会加重风湿性关节炎病情。

小偏方自疗法

◎ 鲜芝麻叶100克，洗净切碎，水煎服用。

◎ 薏米30克，防己、独活各13克，用水煎服，每日2次。对风湿性关节炎有疗效。

◎ 薏米50克煮粥，用适量白糖调味食用，每日1次，连续服用1个月。具有健脾除湿作用，适用于风湿关节炎、手脚伸屈不利等病症。

◎ 大豆100克，洗净晾干后浸于110毫升醋中，8天后食用，每日3～6次，每次3粒。常食有效。

★ 在饮食上控制高脂肪食物也是预防关节炎加重的良策哦！

赤足走路可缓解膝关节炎

一项新的研究认为，对于患有膝关节炎的成年人来说，膝部受力异常高的患者更易发生意外和加重病情。穿鞋走路会增加膝关节和髋关节的负担，而不穿鞋走路却能减缓膝关节炎。

研究人员评估了现代鞋类对75名膝关节炎患者的步态及下半身关节的影响，他们的平均年龄是59岁，平均体重指数是24，其中59人是女性。研究对象分别穿着散步鞋和赤足接受了步态分析。研究结果显示，赤足行走时膝部和髋部受力大大减少。这一发现说明，现代鞋类可能会加重下半身关节所承受的异常生物力。

◎ 用柳芽酌加茶叶，每日1剂，代茶饮，可预防关节疼痛复发。柳芽须取清明前嫩芽尚未飞花者。若未预备，则嫩叶、嫩梢亦可用。用于关节炎初起、发热恶寒。

◎ 绿茶2克、珠兰20克、甘草10克，加水400毫升，煎沸5分钟，分3次饭后服，日服1剂。用于风湿性关节炎。

◎ 红茶2克、大豆30克、食盐0.5克，水500毫升先煮大豆至熟，后取汤加入红茶、食盐，每次饮100毫升，每日4次，后食豆子，日服1剂。用于湿邪所致的下肢关节痹痛。

◎ 绿茶1克、细辛3克、炙甘草10克，细辛加水400～500毫升，煮沸5分钟，后加入茶叶即可，分3次饭后服，日服1剂。用于风湿性关节痛。

◎ 细茶叶、槐子、芝麻和核桃肉各15克，放瓷罐内，加水2碗，熬至1碗，热服。用于风湿性关节炎。

◎ 墨鱼干（带骨）2只，陈酒250毫升左右，共炖熟，食鱼喝酒，每日2次，连食数日。用于风湿性关节炎。心脏病、肝脏病、肾炎患者以及酒量小者均忌用。

运动指南

◎ 定期的不剧烈的有氧运动能减轻痛苦，例如游泳和骑车，都能够促进关节附近的血液循环，增强支撑关节的肌肉。如果关节红肿发热，应当避免锻炼。

◎ 为了放松手关节，可以把两只手撑起，保持左右手的五根手指紧紧接触，下推手掌，做20次。

◎ 伸出手掌，掌心朝上，弯手握拳将拇指包住，轻柔挤压，再缓慢放松，每只手做10次。

◎ 瑜伽运动可以有效地缓解关节炎的不适，可经常练习瑜伽。

第7章 运动系统不适症状和疾病

对关节炎有缓解和抑制作用的食物

★ **大豆制品** 它们富含大豆异黄酮、维生素E和钙，除了能保护心血管外，其强健骨骼的作用也可以跟牛奶相媲美。不少亚洲人都有乳糖不耐症，因此，豆浆就当之无愧地成为了牛奶的最佳替代品。

★ **甜椒** 一个绿色甜椒所含的维生素C是人体每日所需量的两倍左右，而红色和黄色甜椒所含的维生素C更多。此外，甜椒也是维生素B_6和叶酸的极好来源，这些维生素可以有效缓解关节炎带来的疼痛。

★ **香蕉** 是含钾最丰富的水果之一，同时也是一种能缓解关节炎的食品。香蕉中不仅含有丰富的维生素B_6、叶酸和维生素C，而且还容易消化，是人们饮食中可溶性膳食纤维的主要来源。

★ **虾** 虾是最受欢迎的水产类食品之一，也是维生素D的主要饮食来源。90克虾能提供每日所需维生素D的30%，高于一杯牛奶的维生素D含量。另外，虾还含有ω−3脂肪酸、维生素C、铁和维生素B_{12}等。

★ **绿茶** 这种温和的收敛性茶含有非常丰富的抗氧化剂——茶多酚，研究显示，绿茶可以有效缓解风湿性关节炎。在一项研究中，科学家诱导小鼠患关节炎之后再进行治疗，结果显示，绿茶可以有效缓解关节疼痛。

★ **奶酪** 奶酪中含有非常丰富的钙，对骨骼、肌肉和关节组织有良好的保护作用。此外，奶酪也是维生素B_6和叶酸的重要来源。把硬奶酪切成片放入锅中和菜一起炖，或者用软奶酪来拌沙拉都是不错的选择。

◎ 呼气，弓背、低头；吸气，下趴背部，抬起头和臀部，重复9次，可以伸展髋背部肌肉。

◎ 扭头，呼气并尽可能向左甩头和臀部，保持10秒钟，然后向相反的方向做。重复10次。可以伸展膝部。

其他辅疗法

◎ 用一条毛巾包上一袋冷冻后的大豆，把它放在红肿处10～15分钟，每天2～3次。寒冷可以减轻炎症引起的发热、红肿、疼痛。

◎ 为了使僵硬而痛苦的关节暖和一下，在一个10～20厘米长的白色袜筒袋子中装满生大米，袋口打结或者用线把袋口缝起来，把米袋子放进微波炉加热2分钟，然后再将它用在患处。用前要检查温度，如果能承受袋子的温度，那就不算太热。把袋子放在患处直到袋子变凉。这种热度可以促进血液循环，有助于患处肌肉放松、炎症缓解并减轻痛苦。

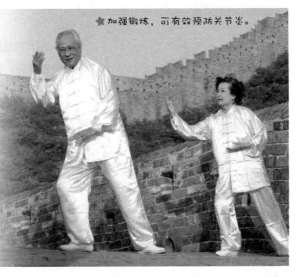
★加强锻炼，可有效预防关节炎。

防治措施

◎ **加强锻炼，预防关节炎** 游泳可使全身肌肉都得到锻炼，肌肉、筋腱的舒缩可带动骨关节自如活动，从而预防风湿性关节炎。

◎ **防止受寒** 如淋雨受湿，长期在寒冷潮湿的环境下工作时，要注意保暖，尤其是在冬春季，不要穿得过于单薄。寒冷的冬季，一些爱美的女性经常穿裙子，这样易造成风寒侵袭关节而诱发风湿性关节炎。

◎ **避免居住在阴暗、潮湿的环境里** 因为这样的环境是诱发风湿性关节炎的因素之一。

家庭医生全程呵护

对下肢关节有利的运动疗法

★ **揉捏法** 坐于地板上，用两手掌紧贴大腿自上而下做揉捏或滚动动作至膝部，每次10遍，以酸胀为度。

★ **点穴法** 用拇指指端按压足三里（外膝眼下四横指、胫骨边缘凹陷处）、三阴交（内踝突起直上四横指处）、阳陵泉（在腓骨大头前下方凹陷处）。每个穴位按摩3分钟左右即可。

★ **甩腿法** 一手扶物，先向前甩动小腿，使脚尖向上跷起，再向后甩动，使脚尖用力向后，脚面绷直，腿部尽量伸直，每日练习5分钟即可。

★ **抬脚法** 每天将双脚跷起2～3次，促进下肢血液循环，可使下肢血液回流，保证充足血容量，从而头部也能得到充足的血液和氧气供应。

背 痛

大约每5个人中就有4个人一生中至少会有一次背部疼痛。研究人员发现，现代生活中背痛的一个重要原因是久坐，其危害比举重物更严重。

自疗还是询医，症状是"裁判"

〔自疗〕下背痛，肌肉酸痛。

〔自疗〕背部无法拉伸，活动受阻。

〔询医〕背痛持续得不到缓解，并有加重趋势，严重影响了生活和工作。

〔询医〕怀疑背痛是由其他疾病引起的。如心脏问题也可见左侧肩背部疼痛。

居家调理自疗法

日常生活调理

◎ 背痛的前二天应保持较少的活动量，躺在床上休息是有必要的。但最好在两三天后就恢复正常活动。

◎ 下床时应小心，缓慢地移动到床边，双脚先着地再将身体撑起。

◎ 长期背痛者可在弹簧床下塞些旧杂物，防止睡觉时因床中央凹陷使腰及背部下陷。

◎ 睡眠时在头与颈间放一个枕头，以垫高颈部，尽量采取平躺姿势，使背部肌肉放松，缓解背部的压力。但无论如何必须使用低厚度的枕头，因为高枕头会迫使颈部向上形成一定角度，从而使脊椎弯曲。

◎ 在两膝间塞个枕头，防止腿向前滑动，拉扯臀部，进而波及背部。

◎ 平躺时膝盖下垫个枕头，以保证颈部和脊椎处于同一水平线；如果是侧卧，保持膝盖弯曲。

◎ 帮助保持良好姿势的方法就是坐时将一个小枕头或者靠垫放在下背部的拱形部位，这可以为下背部提供支撑，减轻对肌肉的过多压力。尤其当你坐在沙发上看电视或长距离行车时，记着给自己买个腰枕，并经常变换靠背的倾斜度。

◎ 背东西时，包裹不要超重。包裹超重会明显增加背部负担，引起背痛，建议使用双肩背包，它会使重量在背上均衡分布。

◎ 常常维持同一姿势的人，应经常更

换姿势，并进行适量运动。

运动指南

◎ 每天背靠墙把脚尖踮起、伸长脖子，"罚站"20分钟，可以拉伸脊椎，然后平趴在床上，抬头向上看，手和脚也要平行抬起来。这种背伸运动也叫反向运动，坚持20分钟，可以增加后背肌肉的力量。

◎ 面向墙站在墙边，直立身体，双手扶住墙把一条腿向后抬，两腿交替着做，坚持10分钟，这种背腿运动可以缓解后背肌肉和腿部后倾肌肉的紧张感。

◎ 脸朝上，平躺在地板上，手臂放松，放在身体两侧，头、肩和臀部都贴紧地板，抬高脊椎，就好像要打开脊椎骨节一样，后背要离开地板。保持这个姿势做5个深呼吸，然后放松。

这个动作主要是拉伸脊椎骨间的肌肉、前肩和前转肌，也可以活动背部的伸肌。

◎ 俯卧在床上，双腿伸直，抬起头部，头颈与颈背在一条直线上，双臂屈肘，手抓对侧肘部。

◎ 吸气，屈膝，抬起臀部及上体，脚背贴地，用双膝及两上臂支撑；呼气，臀部后移，将前额放前臂上或是下巴点地，胸贴地面。注意移动的过程中，双肘保持不动。重复练习。

◎ 倒立身体，反转身体的重心可以帮助缓解背痛。

◎ 伸展背肌有助于缓解痉挛，方法是躺在床上，轻轻地提起双膝，向胸前弯曲，一旦膝盖抵达胸前，稍微再对膝盖施压，放松后再重复。

◎ 练太极拳可以帮助放松肌肉，有利于协调体内各部肌肉、关节、筋骨。

家庭医生全程呵护

居家生活防背痛

在做家务如洗衣、晾衣、扫地、清洗厕所、更换床单时，经常弯腰、抬头，以致背部和颈项承受过度的压力导致背痛。医生建议在扫地或洗厕所时，使用长度适中的拖把及刷子，以免在清洁的过程中不断躬身驼背，导致背部负荷过重。洗衣时，应该坐在小凳子上或将洗衣桶移到及腰的高度，站着清洗。晾衣服时也尽量将晾衣架或竹竿降低至齐肩的高度，避免长时间抬头挂衣物，以致颈项酸疼。单侧提一只箱子、一袋食品，都可能引起背痛，当提东西时，将它尽可能与身体接近。不要伸直手臂或弯腰拾起物品，应尽量保持背部竖直，然后弯曲膝部蹲下拾起。

网球肘

"网球肘"学名为"肱骨外上踝炎"，因多见于网球运动员而得名。经常反复伸屈腕关节，尤其是用力伸腕而又同时需要前臂旋前、旋后的动作非常容易引起这种损伤。

自疗还是询医，症状是"裁判"

〔询医〕上臂外侧肘部屈曲的正下方反复疼痛，偶而疼痛的手臂向下放射到手腕部。

〔询医〕难以完全伸直前臂。

〔询医〕在上举或屈曲胳膊时引起疼痛。

〔询医〕疼痛持续超过几天。

〔询医〕肘关节开始肿胀，可能患有关节炎、痛风、感染或者肿瘤等疾病。

居家调理自疗法

运动指南

◎ 纠正直臂击球的动作，让大臂和小臂无论在后摆还是前挥的时候都保持一个固定且具弹性的角度。

◎ 用支撑力较强的护腕和护肘把腕、肘部保护起来。限制腕、肘部的翻转和伸直。

◎ 打球时于前臂肌腹处缠绕弹性绷带，可以减少疼痛发生，但松紧需要适中。

防治措施

◎ 因工作原因所引起的网球肘应适当减少工作量，以免病情恶化。

◎ 打球之前，做好手肘、手腕的暖身操。

◎ 经常从事网球或羽毛球运动者，务求姿势正确，每次练习最好不得超过1小时。

◎ 买菜时，尽量使用推车，少用提篮。以手提重物时注意手腕姿势，不可屈背。

◎ 注意握物的姿势，手腕可稍弯曲，减少手部受力。

◎ 使用拖把拖地时，腿部略弯，以腰腿力量带动肩膀、手臂，而不是光用手臂的力量来拖动。

◎ 平时需注意工作或运动的姿势，勿长时间重复使用或过度运动，必要时配戴手肘护具。

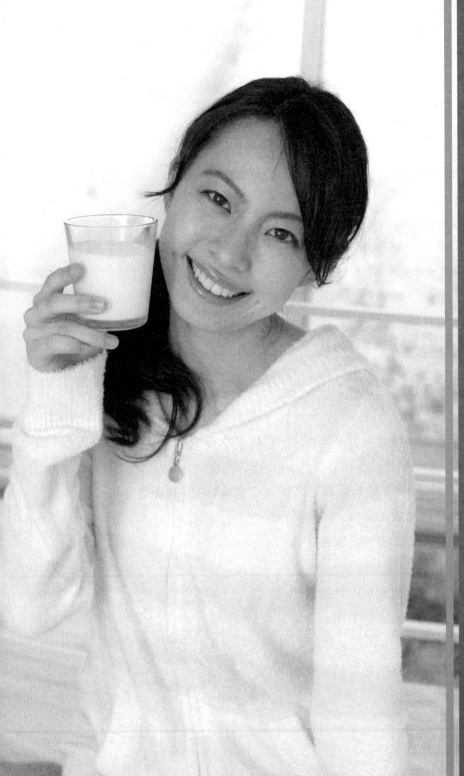

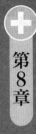
皮肤的不适症状和疾病

脚 气

脚气是一种极常见的真菌感染性皮肤病。很多人有脚气，只是轻重不同而已。脚气常在夏季加重，冬季减轻，也有人终年不愈。

自疗还是询医，症状是"裁判"

〔自疗〕趾间皮肤发痒，有充血疹。出现感染时皮肤可起水泡。

〔自疗〕脚臭。

〔询医〕指甲变白、变脆。

〔询医〕自疗1个月左右无效。

〔询医〕皮疹处变脆、充血加剧。

居家调理自疗法

日常生活调理

◎ 在日常生活中应保持足部清洁、干燥，勤洗脚，勤换鞋袜。

◎ 对脚部多汗及经常穿长筒靴、胶鞋者，可在鞋袜内撒足癣粉。趾缝紧密者可用卫生纸夹在中间，以吸水通气，保持清洁。

◎ 为了防止各种病菌滋生，还应当注意生活、工作场所的消毒工作，注意保持通风、干燥。

◎ 洗脚时要忌用碱性肥皂等刺激性的化学用品。

◎ 穿透气的鞋子。

◎ 袜子要翻过来洗。

饮食调理自疗法

◎ 多吃含维生素高的蔬菜、水果，不要饮酒，避免进一步的刺激影响痊愈。

◎ 忌食辣椒、生葱、生蒜等容易引发出汗的食物。

◎ 忌食鸭肉、牛肉等食物。

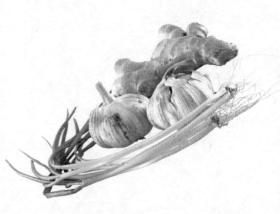

★脚气患者忌食葱、姜、蒜等容易引发出汗的食物。

小偏方自疗法

◎ 取大蒜若干，捣烂成糊状敷于患处，约10分钟左右将其擦去，再涂上一些金霉素眼膏，2天1次，连用3次可愈。

◎ 风油精涂于患处，每日1次。

◎ 将双足用温水洗净后擦干，涂霍香正气水于患处，每日2次。

◎ 洗脚后将碘伏外涂于患部，每天2～3次，长期坚持，效果不错。

◎ 牙膏涂搽患部，每天2～3次，对犯有多年比较顽固的脚气效果比较明显。

◎ 每晚用绿茶浓液洗脚。绿茶含有鞣酸，具有强烈的杀菌作用，尤其对治疗丝状菌引起的脚气有特效。

◎ 茶叶入冷开水适量拌匀，捣烂，敷患处，每日换药2次，连续敷数日。

◎ 用泡过的湿茶叶布贴患部，等到肿胀消退时，再盛半盆温水，将脚浸在水中，过5～6分钟后，擦干，用明矾轻轻地摩擦患部，刚开始因皮开肉烂会疼痛，过一星期就会好转，疗程1个月以上。

◎ 蚕豆壳干15克、红茶叶6克，泡茶饮或用火略煮亦可。

其他辅疗法

对患有脚气又没有破损的患者，可以用高锰酸钾溶液（1∶5000）泡洗后，用消毒棉球蘸醋涂于患处，每日2次，连用1周可见效。

注意事项

◎ 脚痒时切记不可用手抓脚，以免染上手癣。

◎ 选用外用药宜两药交替使用，同一种药不宜久用。痊愈后，每周涂药1次，天热更宜坚持。而且在脚癣治疗时，不宜接触肥皂、石灰等碱性物质，以免使药效降低。

◎ 一些脚气患者在发病瘙痒时，尤其是患间擦型或水疱型足癣有急性渗出时，为了减轻痒痛，常用热水烫脚止痒。用烫水止痒，虽然止一时之痒，但可能导致病情加重，甚至引发感染。在皮肤有急性渗出时，若用热水洗烫，会促使皮肤毛细血管扩张，渗出更为加重，导致继发细菌感染，引发淋巴管炎，到时就不得不住院治疗了。同时，如洗脚时使用碱性强或有刺激成分的香皂，也容易导致皮肤更加干燥，使皲裂、瘙痒加重。

防治措施

脚气因接触传染而发病，所以它的预防关键在于注意个人卫生，不穿公用拖鞋，不用公用毛巾，经常清洗脚部，保持脚部的合理湿度。

皮 炎

皮炎早期大多数病例特点为皮肤发干、发红以及瘙痒，但急性发作时则表现为结痂脱屑或渗出液体形成水疱。对于大多数刺激性和炎症性皮肤病，医生要尽量明确皮炎的具体类型。接触到患有病毒性皮肤病例如冷疮或疣的患者，感染病毒疾患的危险性增高。

自疗还是询医，症状是"裁判"

〔自疗〕暴露在某刺激物中的皮肤区域出现红斑。

〔自疗〕红色、瘙痒性环状皮损、有渗液、鳞状脱屑或结痂。

〔自疗〕头皮、眉毛、耳后以及鼻周出现的油脂样黄色脱屑。

〔询医〕皮肤出现溃烂、渗出或其他感染表现。

〔询医〕用市售霜剂或含药物洗剂治疗皮损无反应。

居家调理自疗法

日常生活调理

◎ 在家或办公室应使用加湿器，以免空气过于干燥。

◎ 穿宽松、天然纤维的衣服。未经处理的棉制品是比较理想的。

◎ 洗脸用水不可过热，不用碱性肥皂洗脸，不用粗糙毛巾使劲擦脸。

◎ 平时注意保养皮肤，沐浴时不宜狠搓肌肤。常食绿色蔬菜和水果，少食大棚蔬菜。春季多晒太阳，增强皮肤对季节的适应能力。夏季尽量不要裸露皮肤，必须裸露时应避免裸露部位被日光直接照射。打遮阳伞或戴宽边遮阳帽。在肌体的外露部位涂抹遮光药或防晒霜等。日光性皮炎已经发生，就用温水洗净患处的汗液和尘埃，用烫伤膏或獾油涂抹，如无獾油，可涂搽清凉型爽身粉，以保持皮肤清凉、爽快、透气，有助于日光性皮炎的消退。

饮食调理自疗法

◎ 避免食用可能致敏的食物，例如泥螺、荠菜、莴笋、马齿苋、无花果等含光敏性物质较多的食物，因其会提高皮肤对紫外线的敏感性，故应少吃。

◎ 多食富含维生素A的食物和新鲜蔬菜、水果，每天饮水量要充足。

◎ 忌食辛辣及油炸食物，特别是发病期。平时要吃得清淡。

小偏方自疗法

◎ 鸡蛋壳50克，研成细末。每日3次，每次2克，温开水送服或加醋冲服。适用于过敏性皮炎。

◎ 金银草根粉末与维生素E油混合，并调入一些蜂蜜，直到混合物呈均匀、松软的糊状，然后敷在患部，能够起到止痒以及促进复原的作用。

运动指南

适当锻炼，选择适合自己的活动，如爬山、散步、跳舞等。

按摩自疗法

每天洗脸后可进行5分钟的穴位按摩，也可用蒸汽浴面，以增强血液循环，改善皮肤的环境，有利于皮肤的保湿。

其他辅疗法

◎ 改善皮肤干燥，可在淋浴后，在受损皮肤区域涂擦凡士林或植物松酥油脂，或者使用现在时兴的含芦荟或锌的软膏。

◎ 温水浴时加入市售的燕麦片或玉蜀黍淀粉产品可以润滑皮肤、缓解瘙痒症状。注意在浴盆里不要待得时间过长，因为长时间的浸泡可洗掉敏感肌肤的必需油脂。

注意事项

◎ 一些药物如磺胺、四环素、非那根等长期使用也会使皮肤对紫外线的敏感度升高，从而容易引起皮炎，故应避免长期服用。

◎ 尽量避免搔抓患处。如实在奇痒难忍时，可用冷毛巾适当冷敷一下，或立即擦药，不应以热水烫来止痒。

◎ 必须坚持用药，不可认为不痒了而自行停药。

防治措施

◎ 对于敏感肌肤的人出现的大多数其他皮炎病例，注意避免接触致敏物就可以预防皮炎发生。如果不慎接触后尽快用肥皂和清水清洗暴露的皮肤。

◎ 避免金属首饰过敏，尤其是耳朵上的首饰，预防镍金属引起的皮疹。

◎ 配戴表带压迫皮肤时间不要过长。磨擦和瘀滞的汗液很有可能会引起皮疹。

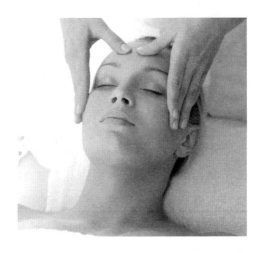

痤 疮

痤疮俗称"粉刺""青春痘"，是一种多发于青少年的慢性皮肤炎症。近年来痤疮的流行病学调查发现，11~25岁的青少年发病率达80%以上，25~35岁的青年人发病率达15%以上。

自疗还是询医，症状是"裁判"

〔自疗〕皮肤上持续、反复出现红斑、肿胀。

〔自疗〕在中心部分为暗斑，并伴有开口。

〔自疗〕皮下膨起斑点。

〔自疗〕红色肿胀或是肿块，有时可见脓汁。

〔询医〕自疗后不见好转。

〔询医〕患有严重感染，皮下发生囊肿。

居家调理自疗法

日常生活调理 !

◎ 常用温水加肥皂清洗患处，油脂类化妆品尽量少用，以免堵塞毛孔。选择适合自己的化妆品，不宜使用油质及修饰性化妆品。

◎ 大热、大汗时忌立即用冷水洗脸，或进入冷空调房间。

◎ 生活要有规律，特别要定时排便，及时排出有毒物质。轻泻剂虽有助于排便，一旦排便习惯恢复正常，就不宜再继续服用。同时保持轻松愉快的心情，以免因精神紧张而抑制排便反射。

◎ 本病患者中不少人个性急躁易怒，应尽力改善，有利于疗效的提高。

◎ 保证充足的睡眠，11点之前就寝。另外心情开朗也有助于改善痤疮。

饮食调理自疗法 🍴

◎ 多饮水，经常便秘者可在早餐前20分钟饮 1~2 杯凉开水，可刺激胃肠，引起便意，帮助排除毒素。多食粗植物纤维类的食物，以增强胃肠蠕动。

◎ 经常吃水果（特别是多吃香蕉）、蜂蜜。全麦面包与全麦面粉含有大量纤维素，有助保持大便畅通。婴儿如出现便秘，可在奶中加少量糖，以软化粪便，每瓶奶加1小茶匙糖左右就足够了，加糖太多会引起腹泻。

◎ 饮食忌辛辣、煎炸、甜腻、鱼腥等食品，特别是咖啡、巧克力、羊肉、狗肉等。

◎ 多吃新鲜清凉性的蔬菜，如茼蒿、西瓜、黄瓜、丝瓜、冬瓜、菊花脑、苦瓜、绿豆芽等。

◎ 禁忌烟酒，酒生湿热，烟助肺热，肺胃热盛，同样可造成或加重痤疮。

运动指南

运动会使皮肤流出大量汗液，使闭合的毛孔打开，这也是清洗毛孔。因此加强体育锻炼，也是痤疮的辅助疗法之一。

按摩自疗法

◎ 按摩足底肝胆反射区、尿道反射区、肾脏反射区等部位有助于治疗痤疮。肝反射区位于右脚脚底一半上方与三四趾脚掌关节下方。用手触摸时有一长条凹陷的沟是胆的反射区。按摩方向是由上往下；尿道反射区在双脚内侧约踝关节与脚后跟的一半处，按摩时会有一条斜向凹陷的沟。按摩方向是由膀胱反射区往脚后跟方向推。肾脏反射区位于双脚脚底约一半的上方，用手触摸时有一颗凸出肉球，它稍微有硬或者沙的感觉。按摩时由上斜下往输尿管方向推按。

◎ 可做腹部环形按摩、轻压肛门后部等。

◎ 按摩曲池穴和合谷穴。

小偏方自疗法

◎ 取胡萝卜1000克，洗净压汁；再将8枚桃树叶加水煎至400毫升，倒入胡萝卜汁里，用此法洗脸，每日3次，1日1剂。

◎ 取绿豆100克，研成极细粉，加入温

谨防"电话面孔"

有些痤疮患者并非年轻人，而且痤疮只长在脸的一侧，即左颊或右颊的较低部位。这就是"电话面孔"。这些患者是由于工作关系习惯于整天把话筒紧巴巴地贴在面孔的一侧。"电话面孔"是一种新型痤疮，由机械性接触诱发。听筒总是挤压着脸部，容易导致皮肤细胞增殖并堵塞毛孔，一旦形成小脓疱，越摩擦就越多。因此医生建议，每天使用酒精擦拭话筒一次，旨在消灭可能加剧症状的细菌。对于一般人来说，则至少别让话筒接触面部，切忌把它夹在肩与颊之间。

家庭医生全程呵护

开水适量，制成绿豆霜（呈糊状），装入洁净空瓶备用。每晚临睡前，先将脸部洗净擦干，然后涂擦上绿豆霜适量，并以双手食、中、无名指指腹轻柔涂抹，持续10~20分钟。

◎ 红豆、芙蓉叶等量研粉，取适量用菊花茶汁调成糊状，外涂于患部，保持湿度敷半小时以上，每日2~3次。

◎ 用硫磺皂每日多次外洗患部或油脂分泌多的部位。

◎ 将新鲜枸杞子压烂后，像平时涂面霜一样涂于面部，每天涂1~2次。

◎ 因热毒所致的痤疮，用牛黄解毒片（用量视患部大小而定）研成粉末状，加温开水调成糊状，用消毒棉球蘸涂患部，每日早晚各1次。

注意事项 ❌

◎ 严重的痤疮可以使用强的松等皮质类固醇激素。注意所引起的不良反应，不能久用常用，应遵医嘱。

◎ 发生痤疮后不要用手触摸、挤压，以免细菌侵入、继发感染或留下凹陷性瘢痕。

◎ 严重的粉刺经治疗无效，应去医院就医，不宜久拖不治。有粉刺瘤的患者应去医院手术切除。

防治措施

◎ 生活规律，避免劳累及便秘。无规律的生活和精神紧张可加重痤疮。保持大便通畅，有利于毒素、废物的排泄，减少内热产生，从而预防痤疮的发生。

◎ 早晚洗脸，保持面部清洁。使用中性或偏碱性的香皂或洗面奶，去掉皮肤表面的过多油质，清除毛孔内堵聚物，使皮脂正常排出。特别是处于高灰尘、高热环境后更应及时清洗。

◎ 避免不必要的手与脸的接触，而额头前的刘海也容易刺激皮肤，应尽量将它往上梳。许多人常常有一会儿摸摸东西，一会儿摸摸脸的小毛病，这是非常不好的习惯，因为东西上的污垢沾染在手上，等到不注意时便会沾染在脸部的肌肤上，造成细菌的滋生，而产生痤疮。

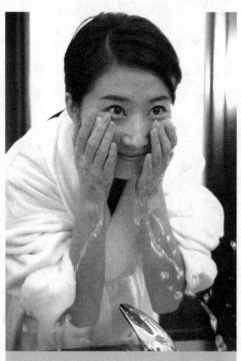

★ 早晚洗脸，保持面部清洁有助于缓解痤疮。

◎ 常常与脸部接触的物品，例如被子、床单、枕头、洗脸毛巾等，要时常保持清洁。保持清洁的最好方法就是时常清洗，并曝晒于阳光下，由于紫外线具有杀死细菌的效果。

◎ 糖份多的蛋糕及碳水化合物多的点心最容易造成青春痘。另外，花生等果仁类也应尽量少吃，爱美的少男少女们只好对这些食物敬而远之。

◎ 养成每天运动的习惯，适度运动可促进新陈代谢，对于身体及肌肤都有良好效果，但是千万不要5分钟热度，要持之以恒。

◎ 常吃蔬菜也是一个杜绝痤疮的好方法，比如胡萝卜、菠菜等具有增强机体抗菌能力的功效，而青椒、西蓝花则有抗菌效果。

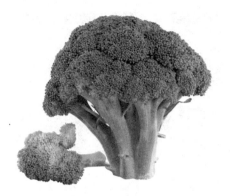

★ 西蓝花是一种营养价值极高的蔬菜，具有抗菌效果，对于缓解痤疮有一定好处。

◎ 多做一些让自己心情愉快的事情，缓解每天的工作或学业上的压力。精神上的压力会造成皮脂分泌旺盛，也是长痤疮的原因之一。

◎ 经常熬夜对于肌肤也有很大的伤害。肌肤的新陈代谢通常由晚上11点到半夜2点时进行，良好充足的睡眠，能让肌肤受到完善的保养。

家庭医生全程呵护

诱发痤疮的因素

★ **内分泌** 从临床上观察，青春期以后性腺的激素增加，青春痘才开始出现。另外，约有1/3的女性患者在月经前会有明显痘痘恶化的现象，这些都显示出内分泌与青春痘的关联。

★ **食物** 根据门诊统计，食物中的花生与青春痘的恶化最为相关，其次是油炸类、辛辣食物和巧克力等。

★ **细菌** 不适当的化妆品与保养品，或是个人卫生习惯不佳，容易造成毛囊里的痤疮杆菌大量繁殖，导致痘痘的发生。

★ **生活压力与睡眠** 研究报告显示，压力、紧张与睡眠不足都会促使青春痘恶化，所以随生理时钟规律的作息以及适当从事舒解压力的运动，也是保持良好肌肤的小窍门。所以对痘痘一族来说，"美容觉"是一个事半功倍的好"药方"！

蚊虫叮咬和蜇伤

一般来说，蚊虫叮咬是指被蚊子、苍蝇、虱子、臭虫等咬伤，其表现差不多，一般不会对患者造成严重危害，通常只会引起局部瘙痒或是肿胀。但是，一些蚊虫会传染疾病。

自疗还是询医，症状是"裁判"

〔自疗〕咬伤后皮肤肿胀、烧灼感。

〔询医〕局部麻木或刺痛。

〔询医〕可能被毒蜘蛛或是蝎子叮咬。

〔询医〕出现过敏性休克症状。

〔询医〕症状严重，如伤口部位破溃蔓延，不能说话，痉挛等。

居家调理自疗法

饮食调理自疗法

◎ 大剂量的复合B族维生素口服有驱虫的作用。

◎ 每日补充锌60毫克，也会缓解症状。

小偏方自疗法

◎ 芋头适量，捣烂，敷伤处。适用于蜂蜇、蜘蛛咬伤。

◎ 鲜马齿苋茎叶少许，在手里揉搓出汁后，涂擦患处，具有止痒消肿效果。

◎ 白胡椒20克，捣碎浸泡在100克60度白酒中，将容器密封置于阳光下曝晒3~7天，即可搽于蚊虫叮咬处，每天1~2次，有助于镇痛、止痒、消肿。

◎ 雄黄10克，大蒜（独头蒜或紫皮蒜）10头去皮，浸泡在200克60度纯白酒内，待10天左右，即可搽蚊虫叮咬处，每天1~2次，可解毒、镇痛、止痒、消肿。

◎ 用切成片的大蒜在被蚊虫叮咬处反复涂擦5分钟，有止痛、去痒、消炎作用。即使被叮咬处已成大包或发炎溃烂，均可用大蒜擦，一般12小时后即可消炎去肿，溃烂的伤口24小时后可见效。皮肤过敏者慎用。

◎ 用湿手指蘸点盐搓擦患处也能去痛止痒。

其他辅疗法

◎ 脚上被蚊虫叮咬后出现红点，可倒半盆滚烫的开水，找一块干净的毛巾，把毛巾的一角放入水中浸湿，然后轻轻地烫痒处（注意只烫痒处，要防止开水下流引起烫伤），反复几次，痒感片刻即消。

◎ 人体被蚊子叮咬后不仅红肿、起包且刺痒难忍，可用清水冲洗被咬处，不要全擦干，然后用一个湿手指头蘸一点洗衣粉涂于被咬处，可立即止痒且红肿很快消失，待红肿消失后可用清水将洗衣粉冲掉。

◎ 被蚊虫叮咬后，可立即涂搽1～2滴氯霉素眼药水，即可止痛、止痒。由于氯霉素眼药水有消炎作用，蚊虫叮咬后已被抠破有轻度感染发炎者，涂搽后还可消炎。

防治措施

◎ 减少被蜂蜇的机会，一个简单的办法就是避免在植物茂密的地方穿明亮色彩如白色或是粉色的衣服。另外，不要用化妆品或是香水。

◎ 浴液中加B族维生素。B族维生素所散发出的特殊气味，可使蚊虫敬而远之，达到驱蚊防虫的效果。将3片B族维生素放在水中溶解，用卫生棉球蘸其溶液擦拭暴露在外的肢体，可以在2天内起到驱除蚊虫叮咬的作用。

◎ 针对点蚊香，气味呛人；挂蚊帐，空气沉闷的问题。可以在点蚊香前，在整盘蚊香上滴洒适量的风油精，则可使蚊香不呛人，而且满室清香，驱蚊效果好。在进蚊帐之前，在蚊帐上洒几滴风油精，可以改善蚊帐内的空气状况，而且能增加驱蚊效果。

第8章 皮肤的不适症状和疾病

家庭医生全程呵护

外出时如何避免被蚊虫叮咬

使用各种驱蚊虫药品，可避免大多数蚊类昆虫叮咬。这种药品一般有膏状、液体和喷雾式三种剂型，它们的主要有效成分是避蚊胺，对驱蚊有较好的效果。如果无法买到这些药品也可以使用风油精来代替，效果也不错。在外出的时候在全身抹上驱蚊药或风油精，涂在衣服上效果更好，因为身上的药容易被汗水冲掉。

不要在河边、湖边、溪边等靠近水源的地方扎营，这些地方在夏天会有较多的蚊虫。行走的时候尽量不要在草丛当中穿行，因为草丛是很多昆虫的"家"。

◎ 家用电冰箱背面的压缩机工作时，其外壳的温度通常为45～60℃，且热度均匀。可将市场上出售的电子灭蚊器专用的灭蚊药片买来，于傍晚时分放在冰箱压缩机外壳上，利用其余热蒸发药片，也可达到良好的灭蚊效果。不仅能节省一笔小费用，而且操作更加方便。

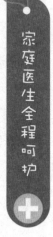

蛇伤如何防治

毒蛇一般在4～10月间活动，其余的时间冬眠，因而蛇咬伤多发生于蛇活动期，尤其是6～9月。且在这段时间，人们外出旅游以及户外活动较多，因此这个时期发生蛇咬伤也较为多见。

蛇毒的主要成分是什么

蛇毒主要含蛋白酶、多肽类等，依成分作用不同可分为神经毒、血液循环毒和混合毒。当人不慎被毒蛇咬伤后，蛇毒可随血流或淋巴液扩散。在毒蛇分泌的毒素中，血液循环毒素和神经毒素最为多见。当神经毒素进入人体后，伤口局部症状较轻，容易被忽视，一旦毒素发作，往往回天无力。

如何判定毒蛇

毒蛇咬伤一般发病急，致死率高，有的被剧毒蛇如眼镜蛇咬伤后45分钟就会死亡。对毒蛇咬伤患者来说，争取时间就是争取生命。被蛇咬伤后，首先要明确是否是毒蛇咬伤。一般来说，毒蛇的头呈三角形，尾部较粗短，色斑较鲜艳。但也有例外，金环蛇和银环蛇的头就不呈三角形，竹叶青尾巴细长，但它们都是毒蛇。两头蛇身体很鲜艳，但不是毒蛇。蛇咬伤的牙痕是比较可靠的判断依据，无毒蛇牙痕多成排，且齿痕较浅，毒蛇牙痕呈两点或数点，且齿痕较深。

被蛇咬伤后如何自救

🔹 不要惊慌乱跑，尽可能延缓毒素扩散。剧烈的活动，能使血液循环加快，增加人体对毒素的吸收，加重中毒症状。

🔹 迅速用止血带或细绳在距伤口5～10厘米的肢体近端捆扎，阻断静脉和淋巴回流，减少毒素在体内扩散。注意每间隔半小时放松3～5分钟，以免肢体缺血坏死。

🔹 用利器把伤口切开，用清水、茶水冲洗伤口。

冻 疮

冻疮是冬天极为常见的皮肤病。由于冬季气候寒冷，外露的皮肤受到冷冻的刺激，时间一长，皮下小动脉发生痉挛收缩，产生血液瘀滞，使局部组织缺血、缺氧，导致组织细胞受到损害。

自疗还是询医，症状是"裁判"

〔自疗〕局限性蚕豆或指甲大小紫红色肿块或硬结，边缘鲜红，中央青紫。

〔自疗〕自觉局部有胀痛感，瘙痒，遇热后更甚，溃烂后疼痛。

〔询医〕受冻皮肤出现苍白、红肿、紫斑、灼痒、麻木、皮肤水疱、溃烂。

〔询医〕严重冻伤及大面积冻伤。

〔询医〕常年复发冻伤。

居家调理自疗法

日常生活调理

◎ 寒冷季节注意防寒保暖，衣服鞋袜宜干燥。

◎ 穿宽松、天然纤维的衣服。未经处理的棉制品是比较理想的。

◎ 年年复发者，可在夏季开始逐步养成冷水洗脸、洗足、擦身、洗澡的习惯，以提高耐寒能力。

◎ 如果发现皮肤变得蜡白，应立即进屋，以免别的地方被冻伤。如果找不到室内场所，且是与别人在一起，那就将手脚等末梢部位与他人依偎在一起取暖。

◎ 皮肤解冻时会发生肿胀，所以，一旦进屋，立刻将所有紧身的衣服和首饰脱掉或摘掉。

◎ 由于神经末梢麻痹，所以即使皮肤快被火烧了，它也无法提醒你。因此，不要用明火来取暖。

饮食调理自疗法

冬季怕冷者可多吃些热性祛寒食品，如羊肉、狗肉、鹿肉、胡椒、生姜、肉桂。

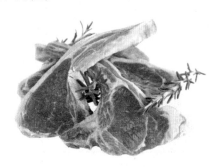
★羊肉

小偏方自疗法

◎ 冻疮初起，取食醋适量烧热后，温敷，每日早晚各1次，连用1周见效。避免烫伤。

◎ 用光秃的茄子杆加水煮20分钟，待水温降低后泡洗，连续使用一周后冻疮可明显好转。

◎ 取白萝卜1个，洗净后切成厚片，煮熟后热敷冻伤处，萝卜凉了可重新加热，每日3次，连敷10天左右即可。

◎ 用红尖辣椒（干、鲜均可）40克，酒精500克，浸泡1周，将未溃破的冻疮处用热水清洗后，再用泡好的酒精涂擦冻伤处，有止痛、消肿之效，一般每日涂擦4～5次，连用10天即可。

◎ 对冻疮溃疡者，可将煮熟的新鲜鸡蛋黄放在铁勺上，文火煎熬出油后，将蛋黄油去渣后冷却，先用3%的双氧水清洗冻伤处，然后敷上蛋黄油，再用消毒纱布包扎，一般1周后可痊愈。

◎ 取大白菜500克，洗净切片置于锅中煎煮，至汤液变得浑浊时，倒出汤液

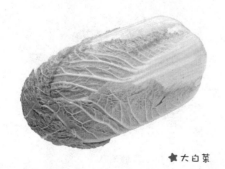

★大白菜

晾至微温，睡前用之擦洗冻伤处，洗擦后用消毒纱布包扎冻伤处，连用1周即愈。

◎ 将少许云南白药均匀洒在冻伤溃烂处，若溃烂面较大，可多洒些药粉，同时用消毒纱布包扎；未溃者可用白酒调药粉为糊状，外敷冻伤处，同时注意局部保暖。连敷1周见效。

◎ 将大葱、大蒜和生姜共同捣制成泥状后，涂抹于患处。

◎ 将仙人掌去刺洗净，切成薄片捣烂，涂在患处，用干净纱布包好，隔2～3天更换1次，一般2次即可痊愈。

◎ 用热盐水浸泡患处15分钟，连续1周。

◎ 用"十滴水"外擦冻疮局部，每天6～10次，对于冻疮未溃者疗效较好；若局部皮肤破溃糜烂，可先用红霉素软膏涂擦，待破溃处长好后再使用"十滴水"。

◎ 风油精治疗冻疮：将患处洗净，取本品少许涂搽患处，接着用手轻轻地揉搓，直至局部发热，每日3次，连续3周，适用于冻疮初起，局部红肿硬痛者，但冻疮破溃者不宜使用。在冬季来临时，每日取本品少许外搽患处，可预防冻疮。此外，用正骨水等亦可。

运动指南

积极参加体育活动，加速气血运

行，有利疮面修复，可预防冻疮复发。

按摩自疗法

以揉法、摩法、擦法等在患处进行操作，时间为5~10分钟。要轻快柔和，切忌生硬粗暴。如果局部发生了水疱或溃疡，在操作时要避开局部，先在其四周操作，待局部溃疡愈合、血脉流通后，再在局部进行操作。

其他辅疗法

取一盆15℃的水和一盆45℃的水，先把手脚浸泡在低温水中5分钟，然后再浸泡于高温水中，如此每天进行3次，可以锻炼血管的收缩和扩张功能，减少冻疮的发生。

注意事项 ✕

◎ 受冻后皮肤瘙痒，不能用手抓搔，否则易使表皮破溃、感染。

◎ 受冻后，不宜用热水或用火烘烤，否则冻处会溃烂。

防治措施

◎ 每年发病者，可冬病夏治。可在夏季开始逐步养成冷水洗脸、洗足、擦身、洗澡的习惯，以提高耐寒能力。有条件的加做红外线理疗则效果更佳。

◎ 夏秋吃黄瓜时，用瓜蒂反复擦常发

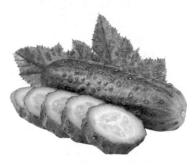

★黄瓜

生冻疮的部位，只要坚持下去，可不再复发。

◎ 忌吸烟，少饮酒，以免血管收缩，不利血液循环。

◎ 坚持体育锻炼，促进血液循环，提高机体对寒冷的适应性。寒冷季节要注意保暖、干燥。

◎ 及早穿戴棉鞋、手套和耳套，衣服鞋袜宜宽大松软，不宜在室外久留。易出脚汗者每晚宜用热水清洗，勤换袜子并及时除湿。

◎ 每天晚上睡觉前用热水泡脚，以改善和促进局部血液循环。对曾经患过冻疮的部位可进行按摩，每日数次，每次10分钟左右，以局部皮肤发红发热为度。

◎ 多吃高蛋白及高维生素食物，维生素E能改善微循环，保护毛细血管，解除静脉瘀血。因此，多食用富含维生素E的食物如花生、大豆对于防治冻疮是有裨益的。

◎ 在室外劳动或锻炼更要注意对身体裸露部分的保暖。

湿 疹

湿疹是一种常见的过敏性皮肤病。一般认为，过敏体质是其发病根源。外界各种因素如牛奶、鱼虾及花粉等是可致病或病情加剧的诱因。湿疹最常见于面部、手腕、肘及膝关节附近。

自疗还是询医，症状是"裁判"

〔自疗〕片状皮损、慢性瘙痒、干燥及增厚，常出现于手腕、面部及膝肘关节内侧皱褶处。

〔自疗〕皮肤损害、红斑、脱屑，皮肤颜色改变，有时出现一些小的皮肤肿块或水疱。

〔询医〕在现有的湿疹皮损处出现黄色或浅褐色硬痂或充满脓液的水疱。

〔询医〕在湿疹发作期间，与患有病毒性皮肤疾病如生殖器疣或生殖器疱疹的人接触，湿疹患者发生病毒感染的危险性增加。

〔询医〕出现大量脓性小水疱。

〔询医〕皮损广泛，或病势凶猛，发展迅速，应去医院就医。

〔询医〕有其他合并症、病情复杂时，应去医院。

〔询医〕女性一侧乳头的湿疹，有可能是乳腺导管癌的一种表现，应尽早去医院确诊。

居家调理自疗法

 日常生活调理

◎ 避免使用化妆品和油脂。衣服不宜用毛及化纤等制品。

◎ 保持大便通畅。

◎ 避免用热水洗烫及过多使用肥皂、清洁剂。建议使用中性洗衣粉（液）并反复冲洗衣物上的洗衣粉（液），以清除残留的洗衣粉（液）。建议不要使用衣物柔软剂，以免香味刺激皮肤。

◎ 如果对花粉、羊毛、羽毛、寄生虫、奶糖等过敏，尽量避免接触。

◎ 如果孩子患有湿疹，为避免孩子搔抓，可在上床睡觉前给孩子戴上柔软的手套。但手套不要过紧，以免影响血液循环。

◎ 在湿疹发作时，洗个温水澡会感到舒服。但是别泡在热水里，要用温水和中性的无刺激性的香皂来洗浴，洗浴的时间不宜太久，以皮肤未出现皱褶为适，皮肤泡出皱纹表示皮肤细胞已吸收了水分。为了锁住水分，当皮肤还潮湿的时候，也就是沐浴后3分钟之内，在身上涂抹护肤液。要选择那些香味淡、颜色浅和无添加剂的护肤液，因为它们刺激性小。注意不要太频繁洗澡。

◎ 清洁剂、肥皂和水，甚至灰尘都可能诱发湿疹。因此在洗碗和打扫卫生时要带上橡胶手套或棉布手套。

◎ 养成规律的作息习惯，保证充足休息，晚上最迟于 11 点以前就寝。避免过累、精神紧张造成内分泌紊乱而诱发湿疹。

◎ 避免外界刺激，尽量穿棉质衣服，棉质衣服比较柔软，不会引起皮肤瘙痒，避免合成的衣料以及紧身衣物。

◎ 冬天注意防寒保暖；夏天防暑降温，外出防日光直晒；春天防花粉过敏。

◎ 保持室内湿度。空气过于干燥会使皮肤炎症恶化，尤其当冬天室内使用暖气时，可以使用加湿器或是在暖气上搭一条湿毛巾。

◎ 避免快速的温度变化。快速的温度变化也可能引起湿疹。比如从热乎乎的屋内踏入冰冷的户外，或者是从冷气房中进入热水浴中，都可能诱发湿疹。

饮食调理自疗法

◎ 青花鱼、鲱鱼和鲑鱼油含丰富的二十碳五烯酸（EPA），有助于减轻皮肤炎症和瘙痒。

◎ 每日服用鳕鱼肝油或 4 粒 1000 毫克的鱼油胶囊也会有效果。鳕鱼肝油中含有维生素 A，有助于皮肤修复。

◎ 患者应该注意少吃或不吃牛奶、鸡蛋、小麦粉和坚果等易过敏的食物，不要吃过多的红肉，因为含有脂肪酸的动物脂肪有加重机体炎症反应的作用。

◎ 锌有助于机体脂肪酸的代谢，很多湿疹患者常缺乏锌，可以每日补充50毫克锌，但不要过量。

◎ 忌辣椒、毛笋、虾、蟹、海鲜等发物，少吃荤菜。

◎ 绿豆、红豆、油菜、黄瓜、丝瓜、西瓜、豆类、藕等清热利湿之食品不妨多吃些。

◎ 避免摄取一些会引起肺脏、肝脏功能呈现异常兴奋或导致皮肤皲裂、粗糙的强烈刺激性食品，尤其是咖喱、胡椒、芥末、姜、辣味浓重的食物，甜味食物必须严禁过量摄取。

◎ 为防止肾脏功能衰弱或自主神经呈现异常兴奋状态，晚上8点以后最好不要进食。

运动指南

◎ 规律地锻炼可改善应激状态，促进血液循环，有利于皮肤修复。

◎ 早上于 6 点以前起床，从事跳绳、慢跑、体操等运动，运动之后，应马上以干毛巾擦拭全身。

按摩自疗法

指压虽不能治愈湿疹，但是刺激足背的太冲穴、膝下的足三里穴可以缓解精神紧张，有利于避免湿疹发作。

芳香辅助自疗法

◎ 含薰衣草、麝香草、茉莉和春黄菊等成分的香精油可有效地缓解由过敏引起的湿疹。在一碗热水中加入几滴上述精油中的一种，整个房间就充满香气了。

◎ 用酒和几滴薰衣草精油，调温水进行沐浴。然后使用简单的、不含药物成分的软膏，如凡士林等涂抹可能会有帮助。

小偏方自疗法

◎ 绿豆30克、海带15克、粟米30克，水煎加红糖温服。用于治疗慢性湿疹。

◎ 大枣10枚、白扁豆30克，加适量红糖煮汤服。用于慢性湿疹。

◎ 蕹菜30克、玉米须15克、荸荠10只，煎汤服。

◎ 薏米30克、荸荠10个，加适量白糖煮汤服。

◎ 绿豆粉30克（用锅炒成灰黑色）、蜂蜜9克、冰片3克、醋30克，

调成糊状后放在油纸上，当中留孔，敷于患处。

◎ 空心菜洗净，加水煮沸，洗患处（不可太烫）。

◎ 到中药店购买扁蓄草和鱼腥草，将等量的扁蓄草和鱼腥草放入锅中，加入4玻璃杯分量的水，以小火熬煮至剩一半分量时为止。分早晚2次服用。服用时间以空腹时为佳，一般两三天的时间就可见效。

注意事项

◎ 忌大面积使用激素类软膏，避免引发不良反应。

◎ 忌用手抓挠患处，否则会使其扩散，严重者可引起感染。

◎ 湿疹患者的体内处于高度敏感状态，对一些易发生药疹的药物，如青霉素、磺胺等，要慎重使用。湿疹患者的药疹发生率明显高于无湿疹的患者。

防治措施

儿童是湿疹发生的高危人群。为避免因为食物过敏而诱发湿疹，至少在孩子满1周岁之前要少给他吃鸡蛋或鱼。还应注意保护孩子不要接触到下列潜在致敏源：烟草、烟雾、宠物的毛发及空气中的刺激物如小虫子、花粉和粉尘。

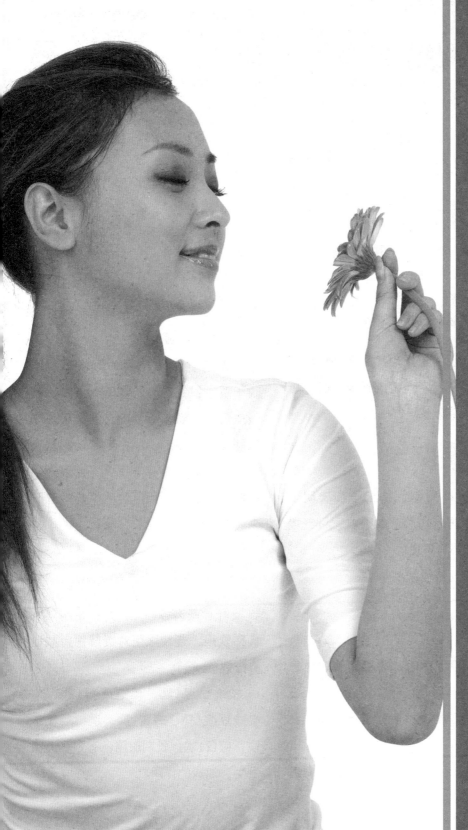

眼、耳、鼻的不适症状和疾病

近 视

根据卫生部、教育部的联合调查，目前我国学生的近视发病率接近60%，仅次于近视第一大国日本，居世界第二位。目前近视发病率正以每年10%的速度增长，我国约有3.6亿人配戴眼镜，堪称"眼镜大国"。

自疗还是询医，症状是"裁判"

〔询医〕当看远处物体时视力模糊是近视的表现。尤其是短时间内视力模糊明显加重者可能存在其他疾病。

〔询医〕垂直线或水平线模糊不清或不规则可能是散光。

居家调理自疗法

对近视的常规治疗主要是依靠矫正镜片。患上了近视应到专业眼镜店或正规医院配镜。

饮食调理自疗法

◎ 冲泡一杯菊花、枸杞子加决明子（可到中药店购买）的茶饮，可舒缓眼睛的疲累与不适。

◎ 多吃富含维生素A的食物。

日常生活调理

◎ 持续用眼1小时，需要让眼睛休息一下，如看远处10分钟左右。每天看电视或电脑荧光屏时间累计尽量不要超过4小时。

◎ 纠正不良的姿势，避免躺着和斜着看电视，改变长时间持续看电视的习惯，多做室外活动。

◎ 如果在持续看电视的时候出现眼睛干涩、发红、有灼热感或异物感、眼皮沉重、看东西模糊，甚至出现眼球胀痛或头痛，说明已经出现视觉疲劳，要立即停止看电视等，可以做眼保健操，还可以用湿热毛巾热敷双眼来缓解疲劳。

小偏方自疗法

◎ 菱叶、菱肉各15克，每日用水煎后代茶饮用，连续服用对缓解视力减退有疗效。

◎ 核桃仁泥1匙、黑芝麻粉1匙、牛奶或豆浆1杯、蜂蜜1匙，调匀后代茶饮，每日1次。长期服用，有预防近视发生、加深的作用。

过度用眼会导致眼部的不适，如眼睛干涩、视物模糊、眼睛酸胀痛等视觉疲劳症状，甚至导致干眼症、近视、青光眼等眼疾的急性发作。这主要是由于长时间集中注意力用眼，人眼眨动次数由平时的每分钟20～25次减少至5～10次，从而影响了眼表面起湿润剂作用的泪液的分泌和分布。眨眼次数减少使角膜暴露于空气的时间延长，这些都阻碍了泪液中油脂的分布并加速了泪液的蒸发，因而引起眼睛干涩、异物感、结膜充血等。此外，连续几个小时用眼，大量消耗贮存于眼底组织内的感光色素（视紫质），从而影响视觉功能。另外，睫状肌长时间持续收缩，可形成调节痉挛，青少年还会进一步发展成为近视眼。

◎ 鸡肝50克，洗净切成片，入沸水中氽一下，待鸡肝变色无血时取出，趁势加入生姜末、食盐、味精，调匀后食用。鸡肝中维生素A含量较高，本方可养肝明目，适用于各种近视。

按摩自疗法

◎ 按摩攒竹穴（位于左右眉毛内侧，眉头凹陷处）治疗常流泪；按摩睛明穴（位于内侧眼角凹陷处）可以有效缓解眼睛疲劳。按摩时以手指指面或指节向下按压，并做圈状按摩就可以了。

◎ 双手互搓直至发热后，再轻轻将手覆盖在眼睛上，缓慢、轻柔地按摩，可以帮助缓解眼睛疲劳。

◎ 按摩眼部四周，由眉头的方向，向眉尾处滑动，按摩数次。再换着按摩眼睛的下方，同样是由眼内侧往眼外侧方向按摩。

◎ 用汤匙的背面抵住眼眶，以自己感到舒服的强度进行按压。

◎ 把汤匙抵住太阳穴，轻轻按压。

◎ 以手指沿着眼睛向四周的骨边缘同时按压双眼，可以治疗假性近视。

◎ 写字累时，可以用圆珠笔比较平的底部按压眼睛周围的穴道，以感觉酸痛为原则。注意力量不要过大，以免笔滑动伤到眼睛。

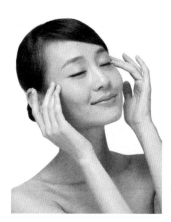

★ 经常按摩眼部周围可以有效缓解眼睛疲劳。

第9章 眼、耳、鼻的不适症状和疾病

◎ 放两大拇指于上眼窝接近鼻梁处，用力按摩。

◎ 用大拇指和食指夹住鼻梁，然后重复挤压。

● 群体近视患病率流行病学调查结果

年龄	近视平均患病率
3~6岁	1%~3%
7~12岁	20%
13~15岁	30%
16~18岁	40%
大于18岁	50%

芳香辅助自疗法

薄荷具有提神的功效，可以帮助减轻眼睛疲劳的症状。平时感觉眼睛疲劳时，深深吸嗅薄荷精油，再闭上眼睛休息一下，很快就能恢复精神。

其他辅疗法

◎ 盛一盆热水，将脸部靠近热水，以热蒸汽熏眼，可使眼睛疲劳得到舒缓。注意避免烫伤。

◎ 将毛巾或是眼部专用的敷垫浸入热水中，浸湿后敷盖在眼睛上，并以手轻轻摩擦，可以促进血液循环，缓解眼睛疲劳。

◎ 当眼睛疲劳或劳累过度时，应抽时间休息以恢复其功能，最好的办法是

戴上眼罩躺在黑暗的屋里或静静地坐着。为了减轻眼睛的酸痛或使红肿的眼睛得到恢复，放一厚片黄瓜于紧闭的眼睑上，放松15～30分钟。

◎ 眼睛发痒和刺痛，可以试用新鲜的草药水冲洗。如浸泡2～3茶匙的洋甘菊或1茶匙的干决明子在250克的开水中，放凉后过滤去渣，放半小匙药水于眼科专用杯中，1天几次冲眼。

防治措施

◎ 工作45分钟后就要让眼睛休息5分钟，并且来个左三圈、右三圈眼球运动。并记得每1小时就要起身走走，或抬起头来看看远方，调节一下眼部的肌肉。

◎ 不要躺在床上或沙发上看书。

◎ 在办公室或居家处种植绿色植物，

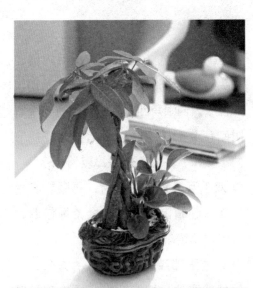

★ 在办公室或居家处种植绿色植物，并且眼睛经常注视，有助于舒缓眼睛疲劳。

第9章 眼、耳、鼻的不适症状和疾病

常常注视绿色植物，会有效舒缓眼睛疲劳。

◎ 在烈日下，最好戴上太阳镜帮眼睛防晒，不可让眼睛受到阳光的直射。

◎ 维系视力健康主要依赖于摄取充足的维生素A，其在眼部适应不同强度的光线刺激时起着很重要的作用。

◎ 戒烟，尽可能远离烟草烟雾、排放气和其他污染空气的环境。

◎ 经常眨眼，这一动作可帮助减少泪膜蒸发，保护角膜。当你长时间坐在计算机前或阅读时，眨眼可打断连续地集中看一处，可以缓解眼睛疲劳。

◎ 如果长途开车，不断凝望路标或远处物体，不断变换所视物体，可放松眼部肌肉，预防眼疲劳。

◎ 工作一段时间后，深呼吸几分钟。环形摇动头部同时伸展颈肩部，然后上下左右转动头部，重复几次。

◎ 当打呵欠时，伸展和按摩面部肌肉，可减轻面部绷紧的肌肉。

◎ 避免阅读字号特别小的文字，如果一定要阅读的话，也应隔段时间休息一会儿再继续。

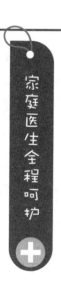
家庭医生全程呵护

异物迷眼怎么办

当异物附着在角膜俗称黑眼球上时，揉眼会划伤角膜，或者把异物揉进角膜深层，如果治疗不及时可能会造成眼睛的感染。如果异物附着在结膜上，处理不当，也会造成结膜炎。而且沙尘中细菌较多，加上手不干净，揉眼也会加重眼睛的感染。

沙尘迷眼后，正确的方法是不要揉眼，应轻闭眼睛，让眼泪把异物冲出来，或用清水将异物冲出。如异物仍在眼内，可请身边的人将上、下眼睑分别翻开，用消毒的棉签将异物擦除。如果落在角膜上的异物不容易取出，也不要勉强地擦除，因为角膜感觉灵敏，一碰角膜就引起眼球转动或闭眼反射，反而容易擦伤角膜，应及时到医院检查处理。角膜异物不及时处理，容易引起角膜炎，以及眼内的其他炎症。

另外戴隐形眼镜者迷眼后，一定要把隐形眼镜摘掉，彻底清洗，同时清洗眼睛。如不能取出异物，要及时到医院就诊。建议在刮风的天气进行户外活动时佩戴密闭性较好的太阳镜，并摄入足量的水分，这样不仅给皮肤补水也给眼睛补水。在冬天或者干燥的天气使用空气加湿器也有助于眼睛保健。

青光眼

青光眼在世界四大致盲眼病中占据着重要位置。有的患者认为患上青光眼就意味着永久性失明，事实并非如此。如果选择正确、及时的治疗方法，失明的可能性是比较小的。

自疗还是询医，症状是"裁判"

〔询医〕流泪、眼痛、视力模糊、阵发性头痛、眼眶痛、进行性周边视野的缺失，这是慢性青光眼的信号。

〔询医〕严重的搏动性眼痛、头痛、视力模糊以及注视光源时光源周边出现彩虹样光环（虹视）、眼睛充血、瞳孔扩大和有时出现恶心与呕吐，是急性青光眼的信号。

〔询医〕继发于眼外伤的头痛、视力模糊及虹视，是继发性青光眼的信号。

居家调理自疗法

如果患有青光眼，应尽快就医，以避免病情恶化，引起失明。下面的方法仅起预防、辅助作用，不能作为治疗方法。

日常生活调理

忌烟。由于尼古丁的作用可引起视网膜血管痉挛，导致视神经缺血；烟草中的氰化物可引起中毒性弱视，危害视功能，因此一定要少吸烟。

饮食调理自疗法

◎ 维生素C可降低眼压并恢复胶原代谢平衡。

◎ 青光眼饮食调理的目的是加速眼内房水的排出，降低眼压。膳食中除给予普通食物外，应注意给予高渗透性食物，如蜂蜜，它能够改变血液的渗透压和眼内房水的渗透压，从而降低眼压。急性青光眼可每日食蜂蜜100毫升，慢性青光眼每日为150毫升，分3次口服。

◎ 同时要选择低盐饮食，炒菜不要过咸，口渴时不要饮水过量，一般每次饮水不要超过500毫升。因为一次饮水过多，可造成血液稀释，血浆渗透压降低，使房水产生相对增多，导致眼压升高。

◎ 膳食中应注意多摄取红豆、金针菇、薏米、丝瓜、小米、玉米、荞麦、大麦、燕麦、蘑菇、海带、蚕豆、香蕉、萝卜、梨、柑橘、西瓜及绿叶蔬菜，烹调时要用植物油，如花生油、豆油、茶油、麻油等。上述食品含有较多的纤维素，具有健脾和防止便秘的作用。青光眼的患者一定要保持排便通畅，防止腹压增加时诱发眼压升高。

◎ 忌酒，大量饮酒可造成眼球毛细血管扩张，眼睛充血加重，甚至导致青光眼急性发作。

◎ 忌喝浓茶，常喝浓茶虽有利尿之功能，但会使人过度兴奋，影响睡眠，引起眼压升高，诱发青光眼。

◎ 尽可能不吃或少吃刺激性食物，如辣椒、生葱、胡椒等。

注意事项 ❌

如果因其他疾病用药，特别是服用治疗胃和肠道疾病的药时，这些药有可能会加重青光眼。另外，禁止口服或肌注阿托品类药物，如遇腹痛等特殊情况，应将青光眼病史及时告诉医生，改用其他类型的止痛药。

防治措施 🌱

◎ 眼球体积相对较小，前房比较浅，房角比较狭窄者，极易导致眼内压升高。随着年龄的增长，晶状体越来越大，这样就会产生房水循环障碍，引起眼内压升高，导致青光眼。因此，

这类人群更要当心患上青光眼。

◎ 控制情感，女性敏感的性格、脆弱的心理素质以及丰富的感情都是该病的诱因。情绪反应比较强烈，过度愤怒、悲伤以及过度喜悦，都会导致瞳孔散大，诱发青光眼发生。

◎ 居室不要太昏暗，居室光线不太明亮的话，除造成视力疲劳以外，长期在光线昏暗的环境中生活，瞳孔轻度散大，也可以诱发青光眼。

◎ 看电视时间过长，易造成视力疲劳，同时增加青光眼发生的概率。所以看电视1个小时应该休息一会儿。

◎ 定期至眼科检查。有两项青光眼测试，包括测眼压和视野检查法，均有助于早期发现青光眼问题。

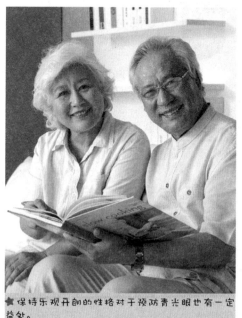
★保持乐观开朗的性格对于预防青光眼也有一定益处。

白内障

白内障是常见致盲眼病之一。正常晶状体如透明的凸透镜，假如其部分或全部变为混浊，影响到视力称为白内障。遗传、先天异常、代谢障碍、衰老、眼病和眼外伤等都可导致本病。

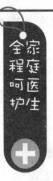

第9章 眼、耳、鼻的不适症状和疾病

自疗还是询医，症状是"裁判"

〔询医〕用一只眼看东西时出现重影或三重影。

〔询医〕雾视、在强光下加重。

〔询医〕夜视损伤，识别运动、细节及视物困难。

〔询医〕在明亮光线下视力差，而且光线周围出现晕圈、眩光和散射光。当从暗处进入明亮环境时，或在明亮的灯下阅读时视力模糊特别明显。

白内障的危害

白内障有多种情况，但如果没有采取手段进行治疗，任其发展的结果只能是失明。当眼球里晶状体发生混浊由透明变成不透明，阻碍光线进入眼内，视力就会受到影响，最开始眼部混浊（即在俗称眼黑的部位）还比较轻微或者范围比较小，而后渐渐加重影响视力甚至失明。

白内障作为危害人类视力的第一大杀手，现已成为第一致盲眼病，因白内障致盲的约占视力残疾人数的60%。因此，白内障一定要早防早治。

居家调理自疗法

饮食调理自疗法

◎ **多吃富含锌的食物** 据研究，在晶状体中锌的含量较高，而患有白内障的人晶状体中含锌量明显减少。因而患有白内障的人应多吃些含锌丰富的食物，如青鱼、沙丁鱼、瘦肉、花生、核桃、牡蛎等。

◎ **多吃富含维生素C的食物** 研究发现，维生素C具有防止白内障形成的功

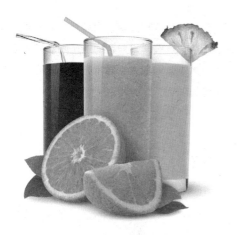

★维生素C具有防止白内障形成的功效，多吃含维生素C的食物，可以防止白内障的发生和发展。

效。因为白内障的形成是由于光线与氧气长期对晶状体产生作用的结果，而维生素C能减弱光线和氧对晶状体的损害，从而可以防止白内障的发生和发展。

小偏方自疗法

◎ 绿茶适量（切不可用红茶），沸水冲泡饮用，每日2杯。此方常用，能预防白内障、控制白内障病情发展。

◎ 茶叶和干菊花各2克，用沸水冲泡6分钟，每日饭后1杯。用于老年性白内障。

◎ 五味子60克，低度白酒500毫升，将五味子洗净晾干，浸泡在酒内封闭，10日后即可饮用，每晚睡前饮用一小盅。适用于肺肾阴虚之老年性白内障。

◎ 枸杞子250克，黄酒适量，将枸杞子

浸于黄酒坛中，密封2个月，饭后适量饮用，每日2次。适用于肝虚所致见风流泪白内障。

◎ 鸡蛋1个，打碎，冲入豆浆或牛奶1杯，煮服。对老年性白内障有效。

◎ 新鲜鸡肝1个切碎，打入鲜鸡蛋1个，拌匀蒸食。对白内障有效。

防治措施

◎ 墨镜不能滤去紫外线，实际上会增加白内障的风险。因为光线变弱之后，你的瞳孔可能散大，使紫外线更强烈地危害你的眼睛。

◎ 一些眼科学家认为，抗氧化剂可防止白内障的形成。所以应多摄入富含维生素A、维生素C和维生素E的水果及蔬菜，包括橘类、菠菜、番茄、胡萝卜及甘蓝等。

◎ 茶叶中含有一种具有抗氧化作用的鞣酸物质。白内障的发生是由于体内氧化反应所产生的自由基作用于晶状体所致，故经常饮茶可防止白内障的发生、发展。

◎ 多吃富含硒的食物，科学研究发现，当机体内的硒含量不足时，可导致晶状体中的谷胱甘肽氢化酶活性明显下降，白内障的发病率明显提高。所以，预防白内障应适当多吃一些富含硒的食物，如芦笋、蘑菇、谷物、鱼、虾等。

耳 鸣

耳鸣是感觉耳中有轰鸣、号角声、嗡嗡声、吱吱声或哨声等。这些异常声音可能是间断的或者连续的，声音大小差异很大，通常在背景环境声音较低时，可明显感觉到。

自疗还是询医，症状是"裁判"

〔自疗〕耳中有间断或持续不断的声音。

〔询医〕耳鸣并伴有眩晕。

居家调理自疗法

日常生活调理

◎ 经常清洁耳朵，避免耳屎堆积。

◎ 养成规律的作息习惯，不要使自己有太大压力。

◎ 避免暴露于过大的噪声中。

◎ 戒烟。

◎ 避免长时间戴耳机听音乐。

饮食调理自疗法

◎ 肝阳上亢型耳鸣多因压力大如经常加班加点工作，情绪过于急燥，肾阴不足所致。平时应少吃辛辣食品，如辣椒、羊肉、牛肉、狗肉、膨化食品等；多吃芦笋、芹菜、大白菜、苦瓜、萝卜、菠菜、豆制品等。

◎ 银杏对治疗耳鸣引起的精神压抑有益处，一日3次，每次40毫克干草药。不过要几个星期后才能见到疗效。用银杏叶当茶饮，也能改善耳部血液循环。

◎ 肝血不足型耳鸣多因平时体质较弱或是有慢性病所致，应多吃大枣、桂圆、山药、芹菜等。

◎ 肾阴虚型耳鸣多见于老年人，应多吃梨、苹果、芦笋、枸杞子、核桃、板栗等。

◎ 多吃含铁的食品可以预防老年性耳鸣、耳聋。因为老年人血液中的红细胞发生形态性改变，改变后的红细胞

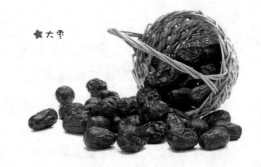

★大枣

往往不能通过耳部的微血管，所以易出现耳鸣、耳聋。铁含量丰富的食物有动物肝脏、瘦肉、大豆制品、鸡鸭血、芹菜、菠菜及新鲜水果等。

小偏方自疗法

◎ 板栗去外壳，鸡去内脏，切成方块，焯水，然后把枸杞子、板栗放入砂锅，鸡块煮沸后改小火加调料煮至鸡熟烂。放温后服用。

◎ 带根芹菜50克、粳米100克，芹菜切碎与米加水熬粥，分2次喝，连用多天。

◎ 海蜇头60克，漂洗去咸味，与生荸荠同放锅内，加水煎汤，经常饮用。

◎ 鲜虎耳草叶捣烂，取汁，用脱脂棉球蘸汁，塞入耳中。

运动指南

规律锻炼可增加头部血循环，帮助减轻耳鸣。跑步、快走、游泳、骑自行车或者其他有氧运动等对减轻耳鸣都会有效果。

按摩自疗法

◎ 先用食指和大拇指轻揉按摩听会穴（在耳屏的前下方与小豁口平齐，张嘴时凹窝处）5分钟左右，约350～400次；按摩合谷穴（伸掌，大拇指、食指两个手指并拢，在两指间肌肉最高处取穴）80次。

◎ 两掌搓热，用两掌心掩耳，十指按在头后部。再将食指叠在中指上，敲击枕骨下方约50次，使耳内听到类似击鼓的声音。

◎ 耳鸣时立即咬牙齿，如右边耳鸣，咬左边牙齿，左边耳鸣，咬右边牙齿。两耳耳鸣，咬两边牙齿。平时下意识地咬牙齿。每天早晚张开嘴巴，空抖下巴，并按摩双耳。

◎ 用食指和大拇指按摩，先从上至下按捏耳郭，然后松开手指，再从下至上按捏，这样反复按捏至双耳有发热感，共按捏耳郭100次。

防治措施

◎ 戒烟酒，有资料统计，长期吸烟饮酒过量，到了老年发生耳鸣的概率会比一般人高。所以在年轻时就要戒烟酒。

◎ 精神放松，精神过度紧张也会引起耳鸣的发生。

◎ 养成规律的作息，不要使自己有太大压力。

◎ 分散注意力，增加健康的业余爱好与活动，从事能引起自己兴趣的事情，保持繁忙而有节奏的生活方式，多与朋友交谈，多在户外活动，避免长时间、独自呆在室内。

中耳炎

中耳炎是耳道中部的感染，常伴发于普通感冒、流感或其他类型的呼吸道感染。如不治疗，中耳炎能引起更严重的合并症，包括乳突炎、丧失听力、鼓膜穿孔、面神经麻痹等。

📋 自疗还是询医，症状是"裁判"

〔自疗〕耳痛。

〔自疗〕发热或寒颤。

〔自疗〕有耳堵感、牵引感。

〔询医〕体温升至39℃以上，发热可能是一个更严重的感染信号。

〔询医〕常常发生中耳炎，疾病的重复发作能引起听力丧失或更严重的感染。

〔询医〕有听力问题、感染，或许有影响听力的可能。

〔询医〕急性中耳炎发作。

➕ 居家调理自疗法

日常生活调理

◎ 急性期应注意休息。卧床时病耳应在下侧，以便脓液流出，保持鼻腔通畅。

◎ 用盐水漱口可以帮助减轻咽部症状及清洁咽鼓管。

◎ 不能强力擤鼻涕和随便冲洗鼻腔，不能同时压闭两只鼻孔，应交叉单侧擤鼻涕。

◎ 游泳上岸后，侧头单脚跳动，让耳内的水流出，最好用棉签吸干水分。

◎ 患中耳炎期间能否掏耳洞请咨询专业医师。请保持掏耳勺的干净卫生。

饮食调理自疗法

◎ 忌食辛辣刺激及发热食物，如姜、胡椒、酒、羊肉、辣椒等。多食有清热消炎作用的新鲜蔬菜，如芹菜、丝瓜、茄子、荠菜、蓬蒿、黄瓜、苦瓜等。

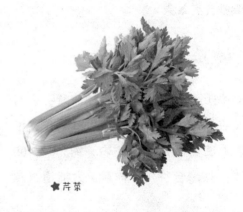

★芹菜

◎ 补充适量的胡萝卜素和维生素C，可以帮助抵抗病毒感染。过量的维生素C有可能引起腹泻，所以不要过量服用。

◎ 如果服用抗组胺药物，会使身体的水分丧失，使咽部和呼吸道干燥，这时可通过喝水来补充丢失的液体。

小偏方自疗法

◎ 蒲公英、车前草、紫花地丁各30克，每日1剂，分3次煎服，连服3～4日。

◎ 生大蒜2头，丝瓜1根，共捣烂，用布包住挤汁，滴耳，每次3～4滴，每日3次。

◎ 取6个鸡蛋煮熟，将蛋黄放入锅内，并用小火熬至出油，备用。先用双氧水滴入耳中冲洗，脓物排净后，将蛋黄油滴入耳中（如凝固可加温熔化），每次3～4滴，每日2次。本方用于化脓性中耳炎。

◎ 鸡蛋清和香油等量，充分搅和，用时先将耳内脓液清除干净，滴2～5滴，每日1次。一次配制2日量，要保持新鲜。

运动指南

很多中耳炎都不是病理性的，而属于神经性，神经性耳鸣是神经性中耳炎的特征之一，这是因为耳内的那些神经和血液循环出了问题。这时我

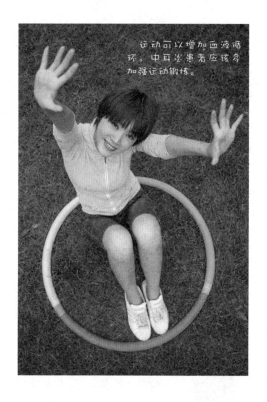

运动可以增加血液循环。中耳炎患者应该多加强运动锻炼。

们需要做的就是修复受损的神经和促进血液循环了。而运动可以增加血液循环，增强体质。因此，中耳炎患者应该多加强运动锻炼。

其他辅疗法

将一个热水瓶子或热毛巾放在耳上敷20分钟，每天1次，能刺激血液流动，减轻疼痛。

注意事项

◎ 耳内上药使用粉剂时，如果没有及时清洗耳朵，药与脓汁结成块阻塞耳道会加重病症。

◎ 患慢性中耳炎者不宜游泳。

防治措施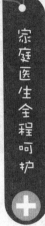

◎ 长期在噪声强的环境中工作的人，应佩戴防护耳罩。尽量不用或少用随身听，特别是避免音量过大。远离或避免燃放大型烟花爆竹，预防噪声性耳聋。

◎ 对突然发生的一侧耳鸣、耳聋，不可轻视，应立刻请耳科专家就诊，以免延误最佳治疗时机。

◎ 积极治疗鼻咽部疾病，以免病菌进入中耳，引发炎症。

耳垢问题集锦

耳垢是完全无用的吗

耳垢是腺体分泌物、油、汗和死细胞的综合物，呈胶状。有人觉得耳垢很脏，其实耳垢对耳朵的贡献很大。人的外耳道是敞开的，灰尘、病菌很容易飞进去，这时候，黏黏的耳垢马上会把它们粘住。耳垢是酸性的，病菌怕酸，所以无法在上面生长。正是因为这样，耳朵才不容易生病。另外，耳垢还能防水，可以让耳道保持干燥，对耳朵有益。

如何清除耳垢

耳垢的作用很大，但是有的人的耳垢太多或太硬，如果不清除掉，就可能带来疼痛，并影响听力。如果耳垢变硬，清除有困难，可以用滴管将几滴婴儿油滴到耳内，一天滴2次，连续滴2~3天。婴儿油能软化耳垢。如果耳垢软化后仍不能排出来，在第3~4天往小型球体喷水器里加些温水，将头侧向一边轻轻地喷些温水进入耳朵（如果耳垢很硬，多试几次）。当耳垢融化并将它排出时，用滴管滴些等量醋和酒精的混合液体倒入耳内，使之顺利排出，这样可以使耳道干燥、不发炎。如果你的鼓膜已穿孔，请不要用这个方法。

耳垢多是怎么回事

耳垢多可能和空气中粉尘比较多和自身的卫生状况有关。如果没用脓性的分泌物的话，自己先清洁一下，如果有脓性的分泌物或者清洁后过一段时间仍然非常多，建议到耳鼻喉科看一下，有没有什么耳道的疾病。

家庭医生全程呵护

鼻窦炎

鼻窦炎是一种常见病，可分为急性和慢性两类。急性化脓性鼻窦炎多继发于急性鼻炎，以鼻塞、流涕多脓涕、头痛为主要特征；慢性化脓性鼻窦炎常继发于急性化脓性鼻窦炎，以流脓涕为主要表现，可伴有轻重不一的鼻塞、头痛及嗅觉障碍。

自疗还是询医，症状是"裁判"

〔自疗〕面部胀感。

〔自疗〕眼球后有受压感。

〔自疗〕鼻塞，通过鼻腔呼吸困难；鼻腔中有难闻气味。

〔自疗〕发热，牙痛。

〔询医〕鼻窦炎蔓延至眼眶（眼眶蜂窝组织炎）。

〔询医〕病情于1周内未见好转。

〔询医〕鼻窦炎每次发作间隔越来越短。

〔询医〕1年内复发3次以上。

居家调理自疗法

日常生活调理

◎ 保持室内湿润。可使用加湿器来湿润环境，调整好加湿器的位置，使湿雾正好喷在你的脸上。要根据说明经常清洗加湿器。

◎ 不可过于用力地擤鼻涕，也不可让两个鼻孔同时擤鼻涕。

◎ 注意不要肆无忌惮地打喷嚏，夸张用力地打喷嚏不仅不礼貌，还有可能伤害鼻窦。

饮食调理自疗法

◎ 多吃水果和绿色蔬菜，多喝水，饮水可使鼻腔保持湿润。

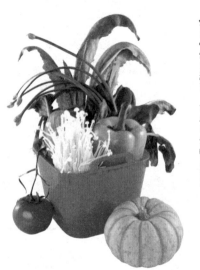

★多吃绿色蔬菜，有助于缓解鼻窦炎。

◎ 补充维生素C、生物类黄酮、β－胡萝卜素、锌等微量元素，这些都有助于改善鼻窦炎症状。

◎ 多吃全谷类和豆类食物以摄取B族维生素。

◎ 宜多吃大蒜和洋葱。

小偏方自疗法

◎ 蛋黄油加少许冰片搅匀，滴鼻。每日1～2次，每次1～2滴。

◎ 用辛夷花15克，入砂锅内，加清水2碗，煎取1碗服用。

◎ 鸡蛋2～3只，鲜大蓟根150克，共煮，吃蛋喝汤。

◎ 白术苏叶猪肚粥，白术30克、苏叶10克、猪肚100克（切片）、生姜2片、粳米100克，先将白术、苏叶煎熬取汁，加入猪肚、粳米煮粥，最后加

家庭医生全程呵护

鼻窦炎为什么会引起头痛？

鼻窦炎顾名思义就是指鼻窦黏膜发生的炎症，鼻窦是头骨和面骨中围绕鼻腔周围的一些含气的空腔，一旦鼻腔黏膜受到病菌入侵或是被灰尘异物所刺激，黏膜就会肿胀起来堵塞住鼻窦开口，就形成了鼻窦发炎。它常见的症状有头痛、流鼻涕等。因此如果感觉有鼻窦炎的症状应尽早去医院进行治疗，以免鼻窦炎迁延不愈而加重对身体的危害。那么，鼻窦炎为什么会引起头痛呢？

头痛是鼻窦炎的典型症状，鼻窦炎会导致患者头痛的原因主要有以下几点。

⭐**原因一** 鼻甲、鼻道、鼻窦口及鼻窦黏膜的炎性刺激，肿胀的黏膜压迫神经末梢。

⭐**原因二** 鼻窦内分泌物潴留蓄积后压迫神经末梢，导致头痛。

⭐**原因三** 细菌产生毒素刺激神经末梢。

⭐**原因四** 鼻窦的窦道、窦口由于充血、水肿，潴留的分泌物闭塞，窦内气体吸收，造成鼻窦内低压或真空状态。

以上这些原因不但可以引起面部疼痛，而且常能反射到头部引起头痛。急性鼻窦炎病人，大都伴有头痛症状，且头痛比较显著。因此，患有鼻窦炎要及时进行治疗。

入生姜等配料服用。

◎ 当归加玉米须，当归若与玉米须两者搭配，入烟斗点燃吸入，对鼻炎及慢性鼻窦炎患者有较好的疗效。

◎ 扁豆芡实淮山粥，扁豆30克、淮山30克、芡实30克、粳米60克，同煮粥食，每日1次。

运动指南

躺在地板上，双腿靠在墙上，臀部抵住墙基，保持这种姿势7～15分钟。开始时鼻窦里的压力会增加，但是当黏液松动后，压力会消退（如果你有高血压、青光眼并有突然发作的危险，请不要试这种方法）。

按摩自疗法

◎ 按压合谷穴可以减轻头痛和充血。用右侧拇指按压左侧拇指、食指交界处，按压1分钟，然后在另一手上重复此动作（孕妇禁用）。

◎ 按压迎香穴，可以帮助减轻疼痛及鼻窦炎性肿胀。用两侧食指轻轻按压鼻两侧，沿颧骨向上施压，深呼吸并按压1分钟。迎香穴位于鼻翼两侧凹陷处，鼻翼底部正侧方、法令纹附近，左右各一。

◎ 用双手中指轻轻按摩鼻通穴。鼻通穴位于鼻翼两侧，皱纹上端。

◎ 用食指按住鼻翼两侧凹陷处，时间为5秒钟，同时用嘴慢慢呼气，然后松开食指5秒钟，慢慢用鼻子吸气。重复几次。这种锻炼能清除鼻塞，使呼吸在几分钟内畅通。

芳香辅助自疗法

◎ 吸入桉树属植物或麝香草等精油可使堵塞的鼻窦通畅。

◎ 用柑橘油轻轻拭抹鼻道或将薰衣草混于植物油中按摩面部。

◎ 茶树、桉树和薄荷三种植物制成的混合油，可以清除鼻腔里的黏液并起到消炎的作用。

其他辅疗法

◎ 清晨养成用冷水与热水交替洗脸的习惯，能增强鼻窦的抵抗力。

◎ 吸入由热水和醋混合产生的蒸汽，

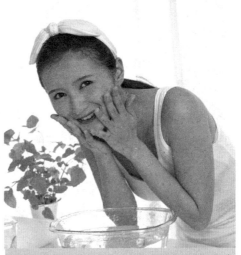

★ 养成用冷水与热水交替洗脸的习惯能增强鼻窦的抵抗力。

对非阻塞的鼻窦炎有效。

◎ 可以用温热物压敷鼻窦以使鼻窦开放。在脸上敷一条热毛巾（温度以不烫伤为度），盖住从额头中部到嘴唇上面的部位，热敷每次5～15分钟，每天2次。

防治措施

◎ 患糖尿病和其他某些慢性疾病的人容易患鼻窦炎，应该特别注意预防呼吸道感染。

◎ 减少鼻窦感染的机会。如避免床上的尘土等易引起过敏的物质。

◎ 戒烟，远离烟雾。

◎ 切勿以为伤风流涕是小事，许多人常因不及时治疗而演变成多窦炎或全副鼻窦炎，久治不愈易转为慢性鼻窦炎。

◎ 预防急性传染病如流感、百口咳、麻疹等，儿童尤应注意。

◎ 教育孩子不把玩具、食物塞入鼻腔，积极治疗牙病（主要是上列4、5、6牙），减少牙源性炎症。

◎ 积极治疗鼻炎，改善鼻窦状况，增殖体肥大应刮除。

◎ 注意勿用力擤鼻，脓涕多者可先滴药、再擤鼻。

◎ 清洁鼻腔，去除积留的脓涕，保持鼻腔通畅。

◎ 积极预防感冒，上呼吸道感染时应及时治疗。

第9章　眼、耳、鼻的不适症状和疾病

家庭医生全程呵护

擤鼻子也有学问

研究人员为搞清楚擤鼻对身体的伤害，将一个微型压力敏感器放进鼻子里进行测量。他们发现，一个典型的擤鼻子可以产生约每平方厘米80克的压力，这个压力是咳嗽或打喷嚏产生的压力的10倍。这项研究警示我们，不正确地擤鼻子会使许多病菌和炎症分泌物进入鼻窦，这也就增加了鼻窦感染和水肿的危险性。研究人员警告说，擤鼻子要注意以下几点。

🌸 如果反复使用一条手帕，手帕就越来越脏。脏手帕上有许多细菌，也就增加了将细菌带进鼻腔的危险性。专家建议最好采用一次性使用的手纸来擤鼻涕。不要用手帕，尤其不要反复使用。

🌸 将鼻子压得越紧，擤鼻子时产生的压力就越大。这就意味着更多的细菌有可能进入鼻窦。所以擤鼻子最好不要用手压鼻子。如果要压，也最好压一侧。

🌸 擤鼻涕之后一定要洗手。

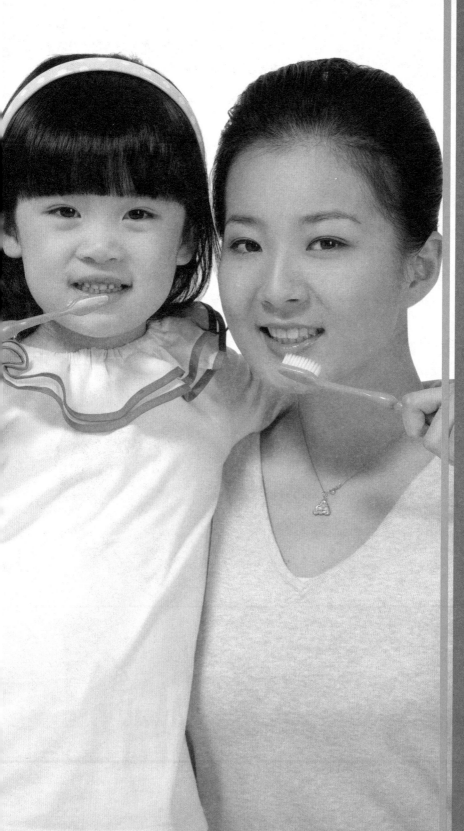

口腔的不适症状和疾病

龋 齿

自疗还是询医，症状是"裁判"

〔询医〕牙面出现白垩色斑，甚至出现黄褐色或黑褐色，患者无自觉症状。这是浅龋的表现。

〔询医〕有明显的龋洞形成，洞内有食物残渣及着色的软化牙本质及细菌等。患者对冷热、甜酸等刺激可出现激发性酸痛。刺激除去后，无自发痛。这是中龋的表现。

〔询医〕龋洞较深，洞底已接近牙髓腔。对冷热、酸甜等刺激有明显疼痛。

居家调理自疗法

龋齿的治疗原则是终止病变的进展，恢复牙齿原有形态和功能，并保持牙髓的活力，故应早期发现，及早治疗。下面的方法仅起预防、辅助的作用。

饮食调理自疗法

◎ 多吃粗糙、硬质和含纤维质的食物，对牙面有摩擦洁净的作用，能减少食物残屑堆积。硬质食物需要充分咀嚼，既增强咀嚼肌，又能摩擦牙齿咬面。

多摄取这些营养素

◎ 钙和磷是构成牙齿的主要原料，机

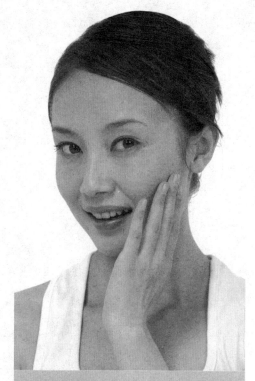

★随着年龄的增长，牙病的发病率呈上升趋势。人们应该给予牙病足够的关注。

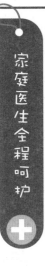

⭐ 浅龋，即牙釉质龋，牙齿上未形成龋洞，病变仅限于牙釉质内，牙齿病变部位多由半透明的乳黄色变为浅褐色或黑褐色，此时不会产生什么自觉症状，因此很难自觉发现龋齿。

⭐ 中龋，病变破坏到了牙本质浅层，牙齿已有龋洞形成，牙齿对冷热酸甜食物较为敏感，特别是冷刺激尤为明显，刺激祛除后，症状消失。有时会出现塞牙的情况。

⭐ 深龋，病变破坏到了牙本质深层，牙齿有较深的龋洞形成，温度刺激、化学刺激以及食物进入龋洞均可引起疼痛，但此时一般不产生自发性疼痛。如果病变继续发展，将会侵犯牙髓，引起牙髓炎，此时会有自发性剧烈疼痛。

体内大约99%的钙集中在骨骼和牙齿内，钙的沉积代谢需磷的参与。不论是婴幼儿还是青少年，如果膳食中的钙不能满足需要，或摄入体内的钙因种种原因不能被机体吸收利用，都会影响牙齿的坚固。牙齿因缺钙就会变得疏松，容易被口腔中的细菌腐蚀而生成龋齿。因此要多摄入含钙和磷的食物。

◎ 人类牙齿的发育开始于胚胎的第6周。乳牙的钙化最早发生于胚胎的第13周，牙釉质的成熟过程开始于牙齿长出之前，持续到牙齿长出到口腔内的一段时间。若母亲怀孕时营养素缺乏则会影响胎儿牙齿基质的形成和钙化过程。

小偏方自疗法

◎ 将生姜和红辣椒放入水中捣成糊状。用棉球在糊里浸泡一下，去掉多余的糊汁，然后将棉球直接敷在疼处。这种疗法产生的热对更深的疼痛起到一种反刺激剂的作用。别让这种辣糊碰到牙龈，因为它对敏感的牙龈有刺激性。

◎ 绿豆100克、甘草15克，加入适量水煮熟，食豆饮汤，每日2次，每日1剂。

◎ 细盐加醋用棉花浸湿后塞在龋齿处。

◎ 取一白菜根，捣烂，用纱布挤汁，左侧牙痛滴左耳，反之滴右耳。

◎ 红糖适量、荞麦根一把，水煎，分数次服。用于治小儿牙痛。

◎ 云南白药粉加热水调成稀糊状，直接涂在龋洞和牙龈上即可。

◎ 取陈醋 120 克、花椒 30 克，熬 10 分钟，待温后含在口中 3～5 分钟吐出（切勿吞下），可止牙痛。

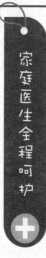

第10章 口腔的不适症状和疾病

✿生姜 切一片生姜咬在痛处，必要时重复使用，即可止痛。

✿杏仁 如果牙痛得厉害，可以把一枚杏仁放在火上点燃后立即吹灭，再趁热把它咬在牙痛的地方，连续咬几次，就可以暂时止住牙痛。除了杏仁外，也可以把几粒花椒放在牙痛的部位咬紧，能立即止痛。

✿大蒜 把大蒜剥去皮后放在火上煨熟，然后趁热把它切开贴在牙齿疼痛的部位，等到大蒜凉了以后再更换，连续几次以后便有疗效。

✿冰糖 在锅里放少许水以后再放进几粒冰糖，加热后煮至水沸，晾凉后饮用，也能止住牙痛。

✿西瓜皮 夏天吃完西瓜后，把西瓜皮的外层削下后放在阴凉的地方晒干，再密封在一个玻璃瓶里。当牙痛的时候，再从瓶里取出几块放在牙缝间，就能止疼。

 运动指南

做有氧运动能促使大脑释放一种化学物质，它可暂时帮助缓解疼痛。

按摩自疗法

龋齿发作时，患者经常疼得无法忍受，尤其是在夜间发作，在不方便去医院或没时间找偏方时，可以通过按摩下面穴位来缓解疼痛：

◎ 按压合谷穴，可以减轻疼痛。如果怀孕，不要按压此穴。合谷穴位于手背拇指与食指间的凹陷处。

◎ 以拇指按压牙痛侧的耳朵正下方约1分钟。

◎ 用拇指指腹按压中冲穴。中冲穴位于手中指末节尖端中央。

 芳香辅助自疗法

在疼痛的牙龈周围擦丁香精油或者没药精油可以使之麻木，减轻疼痛。

 其他辅疗法

可用盐水擦洗，如果擦洗不起作用，轻轻剔除任何嵌入牙缝中的东西。平时可用淡盐水漱口。

 注意事项

◎ 保持疼痛部位冰凉，尽管热敷可以减轻疼痛，如果牙疼由于感染所致，热敷可引起疾病播散。

◎ 去痛片之类的止痛药是治疗牙痛的常用药物，久用会成瘾，而误用于孕妇及胃溃疡病等患者，可引起不良的后果。

防治措施

◎ 不吃糖或吃糖后刷牙，尤其睡前。

◎ 每天应该至少认真刷牙2次，最好是在睡前用含氟化物的牙膏刷牙。一般的牙膏和牙粉对护理牙齿没多大帮助，但含有氟化物的牙膏，已经被证实能减少龋齿率25%左右。

◎ 每次刷牙时，都应从不同的部位开始刷，要不然的话，自己可能会发觉每次都只是重复刷相同的地方，其余部位则从来都没刷过。牙刷刷毛向外散开时，就须更换。一般来说，大约1年要换牙刷4次，即3个月更换1次牙刷。另外，挤少许牙膏在干牙上刷就行了，过多牙膏会形成大量泡沫，反而妨碍刷牙。

◎ 龋齿的主要原因是牙菌斑的沉积，该斑是由口腔内的细菌、酸和糖组成，可以腐蚀牙齿的牙釉质，即使经常刷牙，也不能把牙菌斑完全除去。补救办法是使用牙线，但牙缝分明的人则可使用特制牙签，牙线和特制牙签都可在药房买到。牙线多用尼龙线、丝线或上蜡的棉线制成，是专为清理牙缝而制。切勿胡乱使用一般的纺织线或丝线代替，否则会伤害口腔。

◎ 定期去正规医院牙科进行超声波洗牙，建议1～2年洗1次。

家庭医生全程呵护

牙膏补钙没依据

"氟加钙，防蛀牙"这一广告语人们耳熟能详，但口腔医学专家指出，牙齿上被酸腐蚀掉的钙很难通过补钙再补回去，加"钙"牙膏无法为牙齿补钙。

据介绍，牙齿表面有一层很薄但很硬的牙釉质，这层牙釉质90%以上都是钙，牙齿就是靠牙釉质里的钙来受到保护的。一旦牙齿长成以后，造釉细胞就自然消失，而且不会再重新产生。专家指出，牙齿长出后是很难补钙的。牙齿缺钙的表现只是在人体极端缺钙的情况下才可能产生，而一般条件下人体缺钙不会在牙齿上表现出来，通过外用补钙对牙齿钙缺失同样也没有治疗意义。因此，一些牙膏厂商关于在生产的牙膏里添加钙或者有机钙能对牙齿起到保护作用的说法是没有科学依据的。

怎样刷牙和剔牙

✚ 刷牙

彻底刷牙至少需要3分钟，每天5次，早晨、临睡前及三顿饭后各刷1次。但这在现实生活中很难实现，但最少应保证每天刷牙2次，早晚各1次，饭后注意漱口。如果还是没有时间，就在保证饭后漱口的同时，临睡前一定要刷牙。如果再没有时间，就只好等着牙痛来找你吧。刷牙步骤有4步。

◎ 牙刷与牙龈线呈45°，短促来回刷洗牙龈的内侧和外侧。

◎ 刷洗牙齿咬合部的表面。

◎ 牙刷与牙龈呈直角刷洗门牙内侧，牙刷从牙龈处向牙尖移动——刷下牙时向上移动，刷上牙时向下移动。

◎ 刷洗一下舌头表面，因为舌头上藏匿着细菌，是产生口臭的原因之一。

✚ 剔牙

一定要选择合适的洁牙线。如果牙齿长得密集，最好用蜡制洁牙线。非蜡制洁牙线比较细，也容易磨损。如果牙齿长得稀疏，嫌洁牙困难，选用医用胶布比较好。剔牙可分为以下几个步骤。

◎ 扯一根约20厘米长的洁牙线，两头绕在两手的中指上，中间只留10厘米左右即可。

◎ 大拇指和食指捏住洁牙线，另一只手的食指将约 3 厘米的洁牙线引向牙齿缝。

◎ 牙根处将洁牙线绕过来，轻轻地来回抽动洁牙线，清洗牙龈线以下部位。

◎ 洁牙结束后，用同样的来回移动的方式，将洁牙线抽出牙缝。不要死拽硬拉洁牙线，否则会损伤脆弱的牙龈组织。

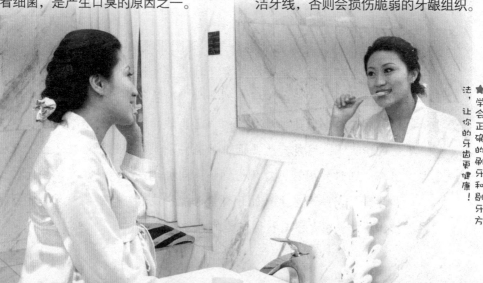

★ 学会正确的刷牙和剔牙方法，让你的牙齿更健康！

口腔溃疡

口腔溃疡是一种反复发作的慢性口腔黏膜病，好发于青壮年，女性多于男性。一般10天左右可痊愈，但随天气、情绪、劳累等因素可复发。本病可迁延数年，数十年不愈。

自疗还是询医，症状是"裁判"

〔自疗〕口腔内有刺痛烧灼感，这种感觉经常在溃疡产生前 6 ～ 24 小时出现。

〔询医〕溃疡很痛或是溃疡持续超过 2 周。

〔询医〕可能是口腔癌或是淋巴瘤引起的溃疡。

居家调理自疗法

日常生活调理

◎ 减少房事。

◎ 保持大便通畅。

◎ 对事与人切勿情绪高亢激昂，宜保持心情平静。另外，用心过度、操劳失常，均会引发虚火亢盛而致口腔溃疡或加重病情。

饮食调理自疗法

◎ 饮食多样化，多食刺激性小的蔬菜、水果。一些水果和蔬菜，特别是柑橘类的水果，含酸很多，更容易刺痛溃疡伤口。辛辣的食物也会增加疼痛。一些坚果，像胡桃，能引发过敏，进而导致溃疡加重。

◎ 有的人患上口腔溃疡是因为对口香糖、薄荷香烟、阿司匹林药物等过敏。如果感到每次得溃疡可能是因为将某种东西放在口里了，那就要避免再吃这种东西了。如果溃疡反复发作均是由食物过敏引起的，则应避免食用那些易引起过敏反应的食物。

◎ 一旦患有口腔溃疡，应避免食用咖啡、含香料食品、柑橘类水果及其他可能刺激口腔的食物。

小偏方自疗法

◎ 莲子30克、白萝卜250克，共煮服，每日2次，喝汤食莲。

◎ 绿豆60克、生地30克，一同加水煮，煮后去生地，食豆饮汤，每日服用1剂。

◎ 坚持用浓茶漱口能促进口腔溃疡面

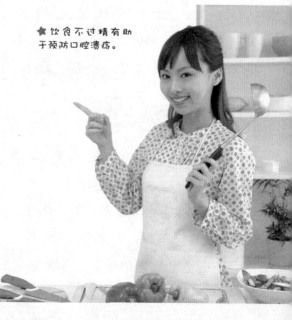

的愈合。

◎ 茶叶中含有鞣酸，能减轻溃疡的疼痛。将一袋袋装茶放入温水中浸泡几分钟，取出后挤掉多余的水分，将茶包直接放在患处敷5分钟。每天重复2～3次，可缓解病痛。

芳香辅助自疗法

将纯尤加利精油10滴、纯茶树精油10滴、药用酒精5毫升、冷开水5毫升、甘油5毫升混合均匀，用干棉花棒把溃疡伤口清理干净，并使之干燥，用棉花棒蘸以上精油配方在溃疡伤口处按住1分钟，再用干棉花棒擦干，重复2～3次，每天2～3次。不要随意使用质量不良来路不明的精油。

这些药或许适合你

维生素C、华素片、爽口脱疮膜。

其他辅疗法

以2小杯过氧化氢、2小杯水、1茶匙盐及苏打混合后，1天漱4次口，但是不要把水咽下。

注意事项

◎ 溃疡疮口边缘不整齐，面积大于1厘米，创面有小粟粒或者表面乳头样突起，如菜花状，手摸底部有硬块者，要警惕口腔肿瘤的可能，应及时就医排查疾病。

◎ 华素片含碘，正在测试甲状腺功能者及对碘过敏者不宜使用。

◎ 口腔溃疡不一定是上火。碰上口腔溃疡，多数人都以"上火"论治，猛喝凉茶，吃消炎药，这种做法有失片面。通常说的口腔溃疡病因尚不清楚，与该病有关的因素很多，心理与社会因素、遗传因素、感染因素、营养缺乏等都会诱发溃疡，这些情况下喝凉茶、吃消炎药是解决不了问题的。

◎ 口腔内经久不愈的溃疡，由于经常受到咀嚼、说话的刺激，日久可能会癌变。不宜单靠自疗，要去医院检查。

防治措施

◎ **饮食不宜过精** 饮食过精也会导致

★饮食不过精有助于预防口腔溃疡。

178

口腔溃疡。如大米的表皮中含有维生素B2、微量元素锌，为了让大米看起来白、吃起来口感好，把大米表层去掉，造成上述营养成分的丢失，常吃这种大米会缺乏这些营养物质，易患口腔溃疡。因此医生提醒人们平时多吃糙米，并可多吃蔬菜水果，以补充维生素B2和葡萄糖酸锌。

◎ **预防口腔溃疡反复发作要提高免疫力** 反复发作的口腔溃疡与免疫有着很密切的关系。有的病人表现为免疫缺陷，有的则表现为自身免疫失调。另外，贫血、偏食、消化不良、腹泻、发热、过度疲劳、工作压力大、

月经周期的改变等也是诱发因素。随着一种或多种因素的活跃、交替、重叠出现，就出现机体免疫力下降、免疫功能紊乱，也就造成了口腔溃疡的频繁发作。

◎ **夏季尤其要警惕口腔溃疡** 口腔溃疡一年四季都会发生，但在夏季患者特别多见。从中医的角度看，情绪、睡眠、饮食欠佳都是口腔溃疡的好发因素。夏天天气炎热，人的情绪容易烦躁激动，进而胃口不好，睡眠也易受到困扰，不是睡不着就是易醒。这些身体的失调容易触发口腔溃疡，因此每到夏天口腔溃疡就会集中发作。

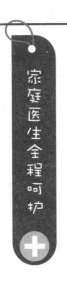

家庭医生全程呵护

三大因素诱发口腔溃疡

★ **过度疲劳** 专家认为，现代人生活紧张，精神压力大，使口腔溃疡成为一种因生活形态导致的"文明病"。临床观察发现，口腔溃疡患者有许多是在过度疲劳后发病的。因为身体的疲劳、精神不佳等都可导致人体内环境失衡，会激活潜伏在体内的病菌，导致溃疡发生。

★ **免疫系统异常** 当身体免疫系统异常时，一些存在于口腔内部的病毒或细菌会特别活跃，导致溃疡的发作。有些致病菌多属于原发性病菌，人类感染后即存在体内，当机体免疫力下降时快速繁殖而发病。常见的有：链球菌、金黄色葡萄球菌、绿脓杆菌及大肠杆菌等。

★ **激素变化的影响** 口腔溃疡也被认为与遗传、激素等因素有关，如女性月经前口腔溃疡会有恶化情形，更年期女性也有病例增多现象，但怀孕期女性发病率较低，这些现象都显示溃疡的发生受激素变化影响。

扁桃体炎

扁桃体是位于咽喉后部淋巴组织聚合体，能产生免疫细胞、分子，帮助战胜感染。当这些组织自身感染时，会导致扁桃体炎的发生。扁桃体炎通常并不严重，除非出现化脓性扁桃体炎。

自疗还是询医，症状是"裁判"

〔询医〕扁桃体红、肿，扁桃体有白色分泌物和斑点。

〔自疗〕颈颏下淋巴结肿大、触痛。

〔自疗〕咽喉痛，低热和头痛，伴发其他症状。

〔询医〕儿童出现扁桃体炎症状。

〔询医〕儿童出现扁桃体炎和开始流涎，或者有呼吸困难。

〔询医〕儿童夜间呼吸困难，呼吸时有异样声音，或者有夜间睡眠呼吸暂停等现象，这些症状可预示有腺瘤疾病或扁桃体过度生长。

居家调理自疗法

日常生活调理

◎ 加湿器可增加房间的湿度，减轻孩子的喉咙痛症状。喷洒时要远离孩子，不要喷到孩子脸上或衣服上。

◎ 卧床休息，多饮水，保持大便畅通。

饮食调理自疗法

◎ 盐水漱口可减轻疼痛，溶1/2茶匙盐于1杯温开水中，让孩子漱口，可以缓解疼痛。

◎ 饮食以流质及半流质为主，忌食硬的和辛辣刺激性食物。

小偏方自疗法

◎ 金银花、连翘各20克，车前子、蒲公英各30克，水浓煎取汁，用纱布浸湿，冷敷颈前部。

◎ 灯笼草适量，炒焦为末，用酒调成糊状，敷于喉外。

◎ 玄参、大青叶各10克，黄芪5克，薄

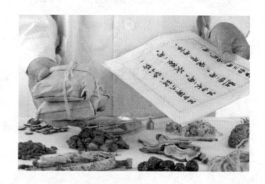

荷3克（后下），水煎含漱。

健儿清解液、双黄连口服液、银黄含片。

其他辅疗法

◎ 大青叶15克、紫花地丁18克、金银花18克、玄参20克、桔梗6克、薄荷9克，同放在电热杯中煮沸，吸入气雾，1日2次。

◎ 鲜土牛膝根50克，捣汁加入乳汁10毫升，滴鼻，每次2～3滴，每日2～3次。药汁滴入鼻腔后，很快产生麻辣感，经过3～5分钟后，口腔内有黏性分泌物，再过20分钟左右即感到咽部症状好转。

注意事项

◎ 不要把白喉病与本病混淆，用棉签揩拭咽部白点处，如果揩之不去可能为白喉。请至医院就诊鉴别。

◎ 如果随意停止治疗或治疗不彻底，可转为慢性扁桃体炎，对身体健康不利。

家庭医生全程呵护

扁桃体能切除吗

扁桃体是咽部最大的淋巴组织。在儿童时期，它是个活跃的免疫器官，含有各个发育阶段的淋巴细胞，如T细胞、B细胞、吞噬细胞等。所以它既具有体液免疫作用，可以产生各种免疫球蛋白，同时也有一定的细胞免疫作用。

因此，从免疫的观点来看，由于其对身体的免疫作用，不应随便将扁桃体摘除。儿童扁桃体肥大是正常生理现象，只要未影响呼吸和吞咽，没有产生严重的临床表现，不应摘除。因为切除后可能会影响机体的免疫反应，降低身体抗感染的能力。即使一定要做扁桃体切除术，应在4岁以后进行，而且要等炎症消退后2～3周切除比较适宜。不过只有遇到下述情况才有必要切除孩子的扁桃体（具体请咨询医生）。

扁桃体炎一年发作4次或4次以上；扁桃体炎两年内每年发作3次或3次以上；扁桃体肿大引起的上呼吸道阻塞，造成严重打鼾、吞咽不畅、发音不清等；有过1次或1次以上扁桃体脓肿；扁桃体炎反复引起鼻炎、中耳炎、气管炎等或久治不愈。

口 臭

口臭一般分为单纯性口臭和继发性口臭。单纯性口臭较常见，多由口腔不洁或不良生活习惯引起，如不坚持刷牙、漱口，牙结石过多，假牙不洁、爱吃零食等均可导致口臭。

自疗还是询医，症状是"裁判"

〔自疗〕从嘴中呼出不新鲜的气味。

〔询医〕一种恶臭气味从胃或其他器官通过嘴呼出。

〔询医〕怀疑口臭与牙齿腐烂或牙床疾患有关。

〔询医〕在清洁牙齿、牙床、舌头之后没有明显的改善，可能存在内脏疾患。

居家调理自疗法

日常生活调理

◎ 注意口腔卫生，因为细菌在食物残渣中可以大量繁殖，所以用餐之后必须漱口，避免食物在口齿内残留。如果无法漱口，也可以用多喝水的方法减轻气味残留在口中的困扰。

◎ 每日早餐和晚饭后，用牙膏刷牙 3 分钟，有助于除口臭。

◎ 如果戴有假牙，要注意它们很可能是口腔异味的源泉，要经常彻底地清洗假牙，避免其中储积的食物残渣引发口臭。

◎ 防治便秘，保持大便通畅。

◎ 传统的刷牙方式其实是很不够的，刷牙应包括刷洗牙齿、牙床、上颚、舌苔、舌底，只有全口腔的有害细菌数量减少，才有可能彻底清除口臭。

饮食调理自疗法

◎ 对于慢性胃病、糖尿病、肝病等疾患而致的口臭，应根据不同病种、不同病情、不同体质选择食物，原则上以易消化、清淡为主。

◎ 餐盘里做装饰用的西芹叶有助于除口臭，咬几小口就够了。西芹中富含的叶绿素是有效的口气清新剂。

◎ 少吃高脂食物，多吃好消化的素食，促进肠道蠕动、排空，防止便秘的发生。

◎ 不宜食用大蒜、韭菜、洋葱等食物。这些食物会加重肠胃湿热内结，诱发并加重口臭。

◎ 少吃煎炸、油腻、荤腥食品，不要吃过多的糖。

◎ 中老年人为促进唾液分泌，可咀嚼青橄榄、话梅，经常吃水果，还可用小叶麦冬、甘草泡茶喝。

◎ 每天清晨空腹喝一杯温盐开水，可调节胃肠功能，有利于减少口臭。

◎ 大枣、黑枣可减少因葱、蒜等引起的短暂口臭，饭后咀嚼1～2枚即可。此外，饮浓茶可解蒜臭。

 小偏方自疗法

◎ 取生香菜少许，放在口中慢慢咀嚼，反复1～2次，可暂时消除口臭。

◎ 每日早晚口中含数片茶叶，慢慢咀嚼，口臭便可暂时消除。

◎ 4枝丁香、2匙桂皮碎梗、1升水在火上煮开，然后盖上盖子，用小火炖5分钟后关火，再让茶泡上20分钟，然后滤掉丁香和桂皮，晾凉就可以喝了。丁香和桂皮都有潜在的消毒防腐功效，有助于去除口臭。

◎ 鲜薄荷叶30克、粳米50克，加水熬粥喝。

◎ 每天口含新鲜桂花或糖桂花数次，也可用桂花煎水漱口。

◎ 鲜石榴2个，去子，榨汁，兑入适量凉开水，即时饮用。

◎ 鸡蛋壳研末，每次3克，沸水冲泡，每天3次。

◎ 应养成饭后清洁口腔的习惯，如果不方便刷牙，可以每次饭后用淡盐水漱口。

 运动指南

加强锻炼，增强胃肠道的动力，促进胃肠排空，减少食管反流。

 芳香辅助自疗法

薄荷、柠檬精油有助于治疗消化问题引起的口臭；茶树、百里香精油有助于治疗牙龈问题引起的口臭；薰衣草精油有助于治疗一般问题引起的口臭。使用时可以取4滴精油，放在温水里，用来漱口。

★薄荷

 其他辅疗法

刷舌头。舌根部和舌下都是细菌青睐的藏身之所，而舌苔里也存在许多细菌，有些还是致病菌，除了能引起口臭外，也是引发口腔或牙周炎的直接原因。通过牙刷清洁，这些细菌是完全可以被消灭的。刷舌头要选用柔软、弹性好的牙刷，从舌根部往舌尖刷10余次即可。动作力度不宜大，以免损伤舌组织。此外，口腔内壁也同样需要进行定时、适当的清洁。

防治措施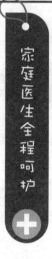

◎ **饮食要合理** 不要长期过食辛辣食物，保持大便通畅，以免胃肠积热而致口臭。

◎ **多食蔬果，多饮水** 这样可防止内热产生，又有利于内热的排出。

◎ **养成良好的生活习惯** 早晚刷牙，饭后漱口，避免食物残渣滞留口腔。

◎ **忌睡前吃东西**

◎ **及时治疗口腔病** 及时治疗牙周病，尤其是龋齿，以防食物残渣滞留于龋洞，而造成细菌繁殖而致口臭。

◎ **多运动** 吃完饭后不要立即睡觉或坐下工作，因为这样不利于食物的消化和吸收。

根据口味辨疾病

有些疾病会通过口味异常表现出来。经常注意自己的口味，有助于做好自我保健。

✿ **苦** 常与胆汁代谢失常有关，多见于急性炎症，特别是肝胆炎症。如各种急慢性肝炎、胆囊炎、胆结石和肝胆肿瘤等，往往伴有腹痛、黄疸等症状。

✿ **咸** 慢性咽炎、口腔溃疡、慢性肾炎、肾功能损害的病人，口腔中常有口咸的感觉，如同含了咸菜一样。出现此种口味的病人与唾液里钠、钙、镁含量增多有关。

✿ **淡** 患有消化系统与内分泌系统疾病，营养不良、维生素与微量元素锌缺乏的病人，口里常觉淡而无味。同时多伴有食欲不振、胸脘胀满等症状。

✿ **甜** 除了是糖尿病的一个信号外，还与消化功能紊乱有关。

✿ **酸** 与胃酸分泌过多有关。常见于胃炎、胃及十二指肠溃疡病患者。同时可能会伴有口苦、性急易怒、头痛眩晕、尿黄、大便干结等症状。

✿ **臭** 大多表明口腔卫生不良或有口腔疾患，如口腔炎、咽炎、牙龈炎、口腔溃疡、龋齿等。另外，消化系统疾病也可导致口臭，如胃炎、胃及十二指肠溃疡等。

✿ **辣** 辣是咸味、热感与痛感的一种混合感觉，多见于肺、胃两脏疾病的患者，如气管炎、胃炎等。

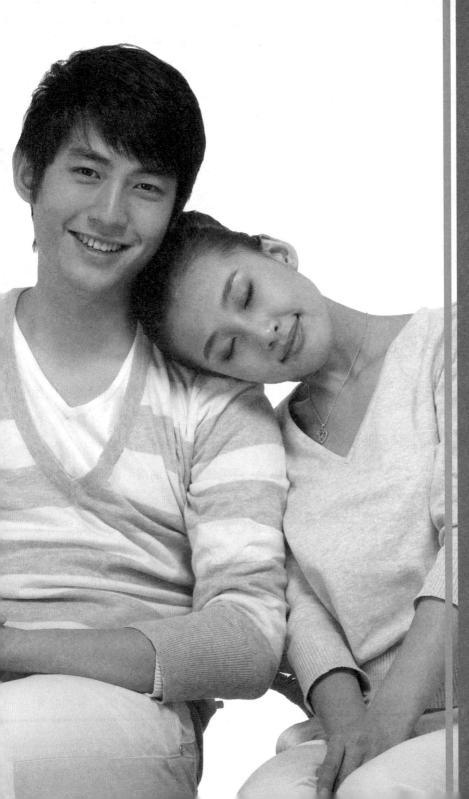

生殖及泌尿系统不适症状和疾病

膀胱炎

膀胱炎在女性中多见，而在男性中少见。大约有一半的女性在她们一生中至少得一次膀胱炎。如果治疗及时，膀胱炎并不严重，但是如果病情严重则会导致永久性的肾脏损害。

自疗还是询医，症状是"裁判"

〔自疗〕排尿时灼热感，这是膀胱感染最常见的症状。

〔自疗〕尿频。

〔询医〕尿有强烈的恶臭味。

〔询医〕自我治疗后烧灼感仍存在。

〔询医〕尿痛伴有呕吐、发热、血尿等存在。

〔询医〕有持续性的尿痛或排尿困难。

居家调理自疗法

日常生活调理

◎ 喝足够的水是预防膀胱炎的关键。每天喝6~8杯的白开水，并且减少酒精和咖啡因的摄入。

◎ 不要养成憋尿的坏习惯，每隔两三个小时就应该小便一次。

◎ 在膀胱炎发作期间，不要有性行为，因为那将使病情更恶化，而且还有可能把病传染给伴侣。

◎ 月经期间要经常替换卫生巾。最好两三个小时就换一次。还要选用棉质内裤，避免合成纤维制品，否则会妨碍适当的空气流通而促进细菌的生长。

注意事项

◎ 避免刺激物。不要在阴部周围使用油脂膏、卫生喷雾药或者爽身粉，且不要用任何化学剂去冲洗阴部。

◎ 避免使用淋浴油或泡沫澡。

◎ 若患上了蜜月性膀胱炎，要及时到正规医院接受医生的治疗，特别需要指出的是经治疗症状消失后，还要继续治疗一段时间，不要症状一消失就停止治疗。

防治措施

膀胱炎是女性常见病，常因会阴部不洁净，细菌由尿道逆行向上而发生感染，所以预防膀胱炎的关键是保持会阴部的清洁卫生。

◎ 不要穿紧身的衣物、牛仔裤等衣物。

◎ 勤换内裤，常清洗。注意会阴部清洁，注意性交卫生。男女双方性交前后都要彻底清洗干净。

◎ 每次排尿宜排尽，不让膀胱有残余尿。每次性生活后宜排尿一次。

◎ 注意经期卫生，有反复膀胱炎病史的女性在经期可服用抗生素以预防。

◎ 慢性患者要用足量的抗菌药物，坚持治疗 4～6 周。

◎ 不要用有香味的沐浴剂，因为这样会使会阴部受到不必要的化学物刺激。

◎ 拥有多名性伴侣或频繁更换性伴侣的人，患病率会较高，因此要加倍留意。

◎ 一般说女性不一会儿就想排尿是十分正常的，其实只要水分摄取量增加，尿量必然增多，但是不能太长时间地忍尿，在感到尿急时，就应及时将尿液排出，不要等太久的时间。而每次排尿时都要将尿液彻底排出。

◎ 小心地使用避孕的方法，用子宫帽的女士会有较大的概率患有膀胱炎。

◎ 小心选用卫生纸，尽量不要用漂色的卫生纸。选择质量好，有保证的牌子。记得拭抹的动作是由前到后的。

◎ 安坐在厕板上会比半蹲更容易排清尿液。

◎ 过度疲劳也是病发原因之一。要劳逸结合，毕竟健康是最重要的。

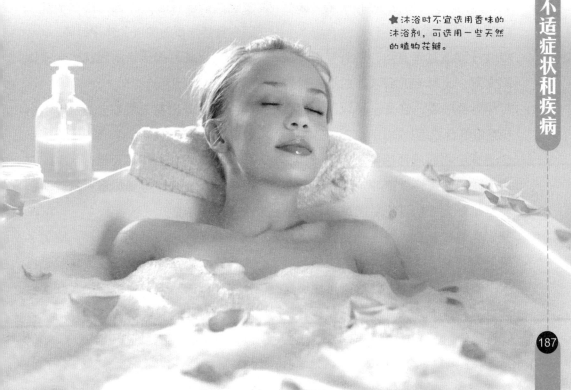

★沐浴时不宜选用香味的沐浴剂，可选用一些天然的植物花瓣。

盘点憋尿的危害

憋尿，医学上称为"强制性尿液滞留"。尿液滞留过久，会对身体造成很多危害。因此，要养成有尿即解的习惯，千万不要因自己的一时疏忽而让尿憋"死"。经常憋尿坏处多。

◎ 长期憋尿可能引起膀胱损伤。控制膀胱收缩的神经分布在膀胱壁的肌肉里，憋尿太久，会使神经缺血或过度胀扯而受损，造成小便疼痛、尿频或尿不干净等后遗症。如果神经受损严重，膀胱括约肌无力，甚至会造成尿失禁的后果。

◎ 泌尿系统往往因负荷过重而功能失调，从而出现程度不同的尿频、尿急症状。

◎ 由于膀胱过度充血，膀胱壁因膨胀而变薄，此时若遇到意外的撞击，有可能导致破裂，这是一种较严重而且极危险的合并症。

◎ 憋尿会引起尿路感染。如果长期憋尿，尿液无法将细菌冲走，大量细菌在尿路聚集，就可能引起尿路感染。有研究调查表明，尿流不通畅者，尿路感染的发生率较正常者高12倍。不要小瞧尿路感染，尿路感染可能引起严重的并发症，如肾乳头坏死、肾周围脓肿等，甚至导致肾衰竭，引起生

命危险。临床上也曾出现过因尿路感染而引起肾衰竭直至死亡的病例。

◎ 憋尿会引起膀胱炎。憋尿时膀胱胀大，膀胱壁血管被压迫，膀胱黏膜缺血，抵抗力低时，细菌就会趁虚而入，造成急性膀胱炎，对身体造成伤害。

◎ 憋尿可引起前列腺炎。有研究表明，男性前列腺炎的其中一个主要病因，就是泌尿系的细菌通过前列腺管逆行至前列腺，引起感染，导致前列腺炎。

◎ 研究表明，排尿次数与膀胱癌的发病率密切相关，排尿次数越少，患膀胱癌的危险性越大，因为憋尿增加了尿中致癌物质对膀胱的作用时间。

为摆脱憋尿带来的困扰，专家提醒要注意以下几点。

◎ 在每次外出前，最好先解决一下小便的问题。

◎ 无论是工作、学习还是开会期间，都应该有一个"中场休息"的时间，让自己"方便"一下。

◎ 在憋了一段时间的尿之后，除了尽快将膀胱排空外，最好的方法就是再补充大量的水分，强迫自己多几次小便，这对膀胱来说有冲洗的作用，可以避免膀胱内细菌的增生。

尿失禁

尿失禁是女性的一种常见疾病，发生率随着年龄的增大而增加。研究显示尿失禁在女性中的发病率在30%～50%之间，老年女性的发病率达42%。但大约有66%的患有尿失禁的女性不会寻求帮助。

 自疗还是询医，症状是"裁判"

〔询医〕不能控制排尿。

〔询医〕在咳嗽、大笑、打喷嚏或做其他体力劳动时不由自主地排尿。

〔询医〕耳鸣并伴有眩晕。

〔询医〕尿失禁发生在如膀胱炎等其他疾病之后。

〔询医〕自疗方法无效。

✚ 居家调理自疗法

日常生活调理

◎ 勿憋尿，一有尿意，应马上去排尿，且尽量将尿液排尽。

◎ 训练规律的排尿习惯，先在短时间内定时去排尿，再慢慢地延长，可有效改善尿失禁的问题。

◎ 睡的地方离厕所不要太远，方便排尿。

◎ 在打喷嚏、咳嗽、提重物或弹跳时，应紧缩括约肌，以免尿液外漏。

◎ 保持排便通畅。

◎ 戒烟。

◎ 有尿失禁前兆时，放松心情再缓步走向厕所排解。

◎ 排尿时尽量排空膀胱的尿液，然后站起来再坐下，微向前倾，再排一次。

◎ 必要时使用成人纸尿裤。

饮食调理自疗法

◎ 克制身体对水分的摄取，尤其是在睡前。

◎ 减少酒精、咖啡因的摄入，咖啡因也是一种利尿剂。少喝葡萄柚汁。

运动指南

◎ 跳绳，频率不少于每秒2次。每天跳绳数次，每次不少于10分钟。体力强者，跳绳时间可增加到20～30分钟。坚持锻炼。

◎ 每天数次收缩和放松会阴部肌肉。

★ **误区1**：尿失禁是随着年龄增大而自然发生的。

纠正：其实不然，尿失禁并不是随着年龄增大而发生。相反，尿失禁是一种不正常的现象。精神疾病、心理疾病或者尿道关闭不全、过度移位才是尿失禁的主要原因。即使年龄再大，尿失禁也可以得到改善并治好。所以及时发现并治疗才是重中之重。

★ **误区2**：生育女性发生尿失禁是不可避免的。

纠正：女性生育以后盆底肌肉退化、雌激素水平下降是引起压力性尿失禁的根本原因。只要分娩后有目的地加强有效锻炼即可防止或改善尿失禁症状。

★ **误区3**：偶尔少量漏尿不是病。

纠正：只要有漏尿情况出现就说明机体有地方不正常，就应该治疗。即使不能完全解决原发疾病，也可改善漏尿症状，提高生活质量。

其他辅疗法

可以尝试用接尿器，男性患者可置便器于外阴合适的部位来接取尿液，或采用阴茎套连接管置于贮尿的盐水瓶中。每天清洗外阴，接尿管每天更换，防止尿路感染。女患者则可采用橡胶接尿器接取尿液，必要时采用留置导尿。

防治措施

◎ **体育锻炼** 最简便的方法是每天晨醒下床前和晚上就寝平卧后各做45～100次紧缩肛门和上提肛门活动，可以明显改善尿失禁症状。

◎ **保持有规律的性生活** 研究证明，

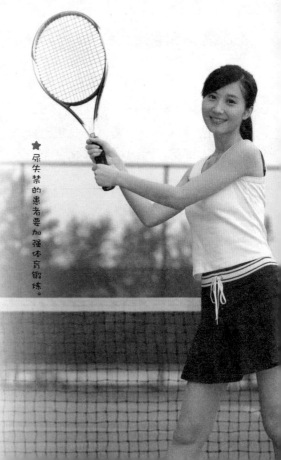

★尿失禁的患者要加强体育锻炼。

更年期绝经后的女性继续保持有规律的性生活，能明显延缓卵巢合成雌激素功能的生理性退变，降低压力性尿失禁发生率，同时可防止其他老年性疾病，提高健康水平。

◎ **积极治疗各种慢性疾病**　肺气肿、哮喘、支气管炎、肥胖、腹腔内巨大肿瘤等都可引起腹压增高而导致尿失禁，应积极治疗这些慢性疾病，改善全身状况。

◎ **要有乐观、豁达的心情**　以积极平和的心态，笑对生活和工作中的成功、失败、压力和烦恼，学会自己调节心境和情绪。

◎ **防止尿道感染**　养成大小便后由前往后擦手纸的习惯，避免尿道口感染。性生活前，夫妻先用温开水洗净外阴，性交后女方立即排空尿液，也要清洗外阴。若性交后发生尿痛、尿频，可服抗尿路感染药物3～5天，在炎症初期治愈更快速。

◎ **饮食要清淡**　多食用含纤维素丰富的食物，可以促进排便，防止因便秘而引起的腹压增高性尿失禁。

◎ **新妈妈要注意休息**　女性生完小孩后要注意休息，不要过早地负担家务劳动和工作劳动，每天应坚持收缩肛门5～10分钟。平时不要憋尿，还要注意减肥，如果有产伤要及时修复。

◎ **早发现，早治疗**　如果发现阴道有堵塞感，大小便或用力时有块状物突

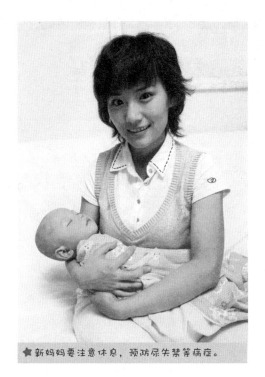

★ 新妈妈要注意休息，预防尿失禁等病症。

出外阴，阴道分泌物有异味或带血，排尿困难、不顺畅，尿频或失禁，腰酸、腹坠等症状，要及时就诊，防止盆腔器官脱垂。

◎ **改变生活习惯**　例如，用蹲式马桶的人，似乎比使用坐式马桶的人，较少患上尿失禁。

◎ **适度减肥**　美国科学家最近公布的一项临床实验报告显示，对于准糖尿病女性患者来讲，稍微减点肥不但可以使自己的体形有所改善，同时也能增强自己对膀胱的控制力。研究人员表示，对于那些在糖尿病边缘上徘徊的肥胖女性来讲，改变不良的生活习性，并加强锻炼不仅可以预防或推迟糖尿病的发生，而且还可以增强自己对膀胱的控制能力。

尿路感染

约1/5的女性在一生中会患尿道感染，而且一旦患上就可能常犯。由于激素的变化，女性在月经前和绝经期容易患尿道感染。实施避孕和流产也会增加患病的可能。其典型表现是尿频、尿急、尿痛、尿不尽。

自疗还是询医，症状是"裁判"

〔自疗〕尿少或无尿。典型症状较轻，多喝水可以缓解。

〔自疗〕口渴和排尿量不正常。如果补充水分后，尿量排出仍显不足。

〔询医〕尿痛。可能是膀胱炎、肾结石、膀胱问题、前列腺癌、尿路梗阻引起的。

〔询医〕尿频或伴有尿急。可能由淋病、尿道炎或肾结石引起。

〔询医〕感染症状经自疗没有改善。

〔急诊〕粉红或红色（血尿）尿。可能预示着存在严重疾病。

居家调理自疗法

日常生活调理

◎ 急性尿路感染者，应绝对禁房事；慢性尿路感染者，也应节制房事。

◎ 有慢性膀胱炎或尿道炎者，应尽量避免长时间骑自行车，以免压迫尿道，诱发尿道、膀胱或膀胱颈部充血，影响症状的缓解。

◎ 急性发作期，尤其是急性肾盂肾炎患者，应卧床休息几天，避免重体力劳动，切忌下水劳动。

◎ 注意外阴部清洁，应每天清洗外阴部，但不能过度。忌洗盆浴。

◎ 不宜穿紧身裤，特别是膀胱炎或尿道炎患者，紧身裤会诱发外阴部充血，从而加重症状。

◎ 至少每3～4小时需排空膀胱1次。

◎ 注意个人卫生，女性上完厕所后，卫生纸应由会阴部往后擦至肛门口，不可来回擦拭。

◎ 房事前后需解小便。勿憋尿，尤其是怀孕的女性。

饮食调理自疗法

◎ 当感到尿道有些发炎，喝杯小苏打水，小苏打水能提高酸性尿液的 pH 值。

◎ 要多饮水，每天饮水量不少于 2000 毫升。水能促进尿液的排出，将细菌冲出尿道。作为一种治疗，做到白天每小时都要喝水。

◎ 常吃具清热利湿功效的新鲜水果与蔬菜，如西瓜、橘子、柠檬、梅子、梨、苹果、青菜、萝卜、冬瓜、西红柿等。

◎ 提高维生素C的摄入量。维生素C可以抑制尿道里的细菌生长，连续3天每天服2000毫克的维生素C。有的人多服维生素C，会发生腹泻，如果出现腹泻，减少维生素C的剂量，直到腹泻停止。

◎ 避免刺激性食物的摄入，不饮酒或咖啡。

◎ 忌食腥膻发物，如虾、蟹、蛋类及香菜等，以免引起发热，加重炎症。

◎ 忌食湿热胀气的食物，如奶类、糖类、油炸食物等，以免引起腹痛、腹胀，加重排尿困难。

小偏方自疗法

◎ 玉米须、玉米心各60克，水煎去渣代茶饮用。

◎ 粳米50克、薏米30克、生芪30克、红豆30克、鸭跖草15克，先将鸭跖草、生芪水煎取汁，加入粳米、薏米、红豆煮粥食，1日2次。适用于慢性尿路感染者。

◎ 葱白1根，捣泥，敷于神阙穴（即肚脐），外用纱布、胶布固定，每日1次。

◎ 绿豆、粳米各15克，清洗干净，加水适量，同煮成粥，加入碎冰糖1匙，煮溶后食用。

◎ 大黄粉9克、熟鸡蛋黄4个。先将鸡蛋黄用铁勺在急火上煎出油，连渣一起倒入大黄粉里拌匀，分成2份，每晚睡前服1份，黄酒为引。

◎ 淡竹叶10克、栀子10克，泡水代茶饮。

其他辅疗法

为了减轻灼痛感，可泡个药浴。在一个小碗里放入2匙蜂蜜、3滴檀香木油、2滴茶树油和1滴春黄菊油，它们都有抗菌和消炎的作用。在浴缸放热水的同时加入上面的蜂蜜混合油和2匙苹果汁醋。然后坐在浴缸里泡15～20分钟。

注意事项

◎ 切忌忽视易致本病的病症，而单一治疗。有妇科疾病、慢性结肠炎、糖尿病等慢性疾病者，应积极治疗上述疾病，因这些疾病均可导致本病的发生。

◎ 切忌过早停药，在临床症状消失后仍应继续服药7～30天，有条件的停药后应每月复查尿常规与尿培养，以便及早发觉变化。

◎ 过度清洗或用碱性肥皂清洗外阴部，会改变尿道的酸碱度，从而有利于细菌的生存而加重感染。

◎ 急性肾盂肾炎患者，即使治愈后，一年内不宜怀孕，以免再次诱发本病。

前列腺炎

前列腺炎是男性常见病，在20~50岁的中青年中发病率高达25%。该病的病因尚未阐明，且临床治愈率低，易反复发作。

自疗还是询医，症状是"裁判"

◎急性前列腺炎

急性前列腺炎需要用抗生素控制感染，在脓肿形成时应切开引流。

〔询医〕起病急，有发热、寒战、全身乏力。

〔询医〕尿频、尿急、腰骶部、全阴部疼痛等。

〔询医〕前列腺肿大，有明显触痛。

◎慢性前列腺

慢性前列腺炎治疗比较困难，疗程较长，需数种抗生素交替使用。

〔询医〕下腹部、会阴部、阴囊或尿道口烧灼样疼痛。

〔询医〕清晨或大便后尿道口有白色黏液样物质。

〔询医〕伴有遗精、早泄及阳痿。

居家调理自疗法

日常生活调理

◎ 洗温水澡可以缓解肌肉与前列腺的紧张，减缓不适症状，经常洗温水澡无疑对前列腺病患者有益。如果每天用温水坐浴会阴部1~2次，同样可以收到良好效果。

◎ 会阴部磨擦会加重前列腺的病状，让患者明显感到不适。为了防止局部有害的磨擦，应尽量少骑自行车，更不能长时间或长距离地骑自行车或摩托车。

◎ 生活压力可能会增加前列腺肿大的概率。临床显示，当生活压力减缓时，前列腺症状会得到舒缓。因而平时应尽量保持放松的状态。

◎ 适当控制性生活，忌忍精不射，以减少前列腺充血。

◎ 养成每天定时排便的习惯，保持大便畅通。

饮食调理自疗法

◎ 生活习惯调节。少吃辣椒、生姜等辛辣刺激性强的食品，以避免前列腺及膀胱颈反复充血，加重局部胀痛的感觉。

◎ 大便秘结可能加重前列腺坠胀的症状，所以平时宜多进食蔬菜水果，增加膳食纤维的摄入，刺激肠道蠕动，减少便秘的发生，必要时用润肠通便的药物帮助排大便。

◎ 可多吃些鱼肉、牛肉等高蛋白类食物。

小偏方自疗法

◎ 小槐花10克，水煎睡前服，每日1剂。

◎ 生南瓜子30克，去壳服之，每日1次。

◎ 紫茉莉花根60克，去皮切碎，用水煎服，每日1剂。

◎ 瘦猪肉150克、鲜白兰花30克，猪肉洗净切块，与白兰花共煮烂熟后加佐料，吃肉喝汤，每日1剂。

◎ 熏洗法。防风、荆芥、小茴香各50克，煎水坐浴，每1次。或热水坐浴（水温在42℃左右），每日1～2次，每次20分钟。

按摩自疗法

◎ 俯卧，以双手掌按揉并搓擦尾骶部，以热为度，早晚各1次。然后以

拇指按揉阴陵泉穴（位于小腿内侧、膝下胫骨内侧凹陷处）、三阴交穴（内踝直上3寸处）各1分钟。

◎ 一手将脚固定，另一手手指按捻双脚外踝后下方与跟腱前方三角区域30分钟。

防治措施

◎ **不要憋尿**　一旦膀胱充盈有尿意，就应小便，憋尿对膀胱和前列腺不利。在乘长途汽车之前，应先排空小便再乘车。

◎ **多饮水**　多饮水不仅可以稀释血液，还可有效稀释尿液的浓度。浓度高的尿液会对前列腺产生一些刺激，长期不良的刺激对前列腺有害。

◎ **防止受寒**　不要久坐在凉石上，因为寒冷可以使交感神经兴奋增强，导致尿道内压增加而引起逆流。

◎ **不过劳**　过度劳累会耗伤中气，中气不足会造成排尿无力，易引起尿潴留。

◎ **适度运动**　实际很多疾病的预防方法都少不了适度运动。如打球、练练体操。甚至是散步，都会对身体有好处。

◎ **忌饮酒**　饮酒可使前列腺及膀胱颈充血水肿而易诱发急性尿潴留。

◎ **避免久坐**　久坐可加重痔疮等病，又易使会阴部充血，引起排尿困难。

◎ **保证睡眠**　良好的心理状态和充足的睡眠，有助于前列腺炎的防治。

阳痿

阳痿是男性性功能障碍，是指男性在性交时阴茎不能勃起或勃起不全而致不能进行性交。阳痿除给个人带来精神上痛苦与压力外，还可能导致夫妻不和，甚至离婚。

自疗还是询医，症状是"裁判"

〔自疗〕只是偶尔出现。

〔询医〕症状持续存在，可能是慢性阳痿。

〔询医〕突发性阳痿，但是在手淫后或清晨仍可勃起。

〔询医〕经过自疗症状没有改观。

〔询医〕怀疑阳痿是由其他疾病引起的。

➕ 居家调理自疗法

日常生活调理

◎ 注意劳逸结合，不过度疲劳。因为过度的体力劳动和脑力劳动，常会引起高级神经活动的功能障碍。

◎ 每晚临睡前，先用凉水坐浴10分钟，再以温水坐浴15分钟左右，每天1次。坚持此法对老年男性性功能衰退者出现的早泄、性欲减退有帮助。

饮食调理自疗法

肾亏火衰者可多吃一些淡菜、羊肉、狗肉、动物肾脏、鱼子、牡蛎等温肾壮阳之品。但湿热下注者忌服。

多摄取这些营养素

人体中有超过 200 种酶中含有锌，在欧美国家，锌被认为是所有微量元素中最重要的。锌与生殖和生命维持有着密切关系，有助于预防味觉异常和不孕。现代医学研究表明，男性体内缺乏微量元素锌，会导致精子数量减少、畸形精子数量增加，以及性功能和生育能力的减退。牡蛎中的锌含量是所有食物中最高的。其他富含锌的食物有牛肉、瘦肉、牛奶、土豆、动物内脏等。

小偏方自疗法

◎ 牛鞭1根、韭菜籽15克、淫羊藿15

克、菟丝子15克，牛鞭洗净切段，与药共煮，弃药渣，吃肉喝汤。

◎ 肉桂5克、茴香5克、炮姜3克，共研粉，加点盐及雄鸡血调成糊状敷于肚脐，隔日1换。

◎ 新鲜韭菜100克，鸡蛋2只。加盐等调料同炒熟，佐餐食用。常食有效。

◎ 棉花籽10克，鸡蛋2只，加清水同煮，蛋熟去壳再煮片刻，加白糖适量。

◎ 鸡蛋2只，小茴香5克，山药10克，盐2克，先将小茴香、山药、食盐加水在砂锅中煎煮2小时以上，用沸药液把鸡蛋冲成蛋花，可加适量蜂蜜调味，每晨1碗，代早餐。坚持1个月，可见效。

◎ 枸杞子15克、制何首乌60克，加水同煎，蛋熟去壳后再煮片刻，去药渣，吃蛋饮汤。每天一剂，连服10～15天。

按摩自疗法

◎ **按摩关元穴、三阴交及命门穴** 关元穴在脐下3寸处。三阴交穴位于内踝直上3寸处。命门穴位于第二、三腰椎棘突之间。

◎ **练习回春功** 先搓睾丸，坐、卧、立位均可，双手交替进行，如数念珠般轻揉睾丸，每次100～250下。然后，牵拉阴囊，用手将阴囊与阴茎一起握住，向下牵拉100～250下，以阴茎、睾丸、小腹略有酸涨感为度。手

法应和缓均匀，忌用力过猛。性功能衰退者每天早、晚坚持习练此功，能增加局部血液循环、促进男性激素分泌，延缓性衰退。

注意事项

◎ 婚后房事不宜过频，自疗期间应停止性行为。

◎ 一些药物会引发阳痿，如某些治高血压药、利尿药、胃病药等。因此在治疗其他疾病时应引起注意。

防治措施

◎ 长期大量吸烟，严重者会有阳痿的可能。中医认为，烟毒多犯肝肾二经，患者多面色灰暗、唇黑，治宜调肝补肾。

◎ 应酬时饮酒多、生活节奏快、心理压力大等，这些因素都可以使你的性功能受到抑制和损害。

◎ 运动有助于预防阳痿，阴茎没有足够多的血量充盈就不能勃起。阴茎对血流减少比心脏更敏感，阳痿可以是心血管病的早期信号。

◎ 防治泌尿生殖系疾病，不少泌尿生殖系疾病是导致阳痿的病源，为此，要特别注意防治前列腺疾病、泌尿系感染、睾丸疾患、肾病等。特别要洁身自爱，还应避免性病的间接感染，一旦感染性病应彻底治疗。

缺 乳

多发生在产后2～3天或半个月内，缺乳会影响新生儿的生长发育。乳汁的分泌除与乳腺发育密切相关外，还依赖于哺乳时的吸吮刺激。此外与产妇的营养、睡眠、健康状态以及情绪也密切相关。

自疗还是询医，症状是"裁判"

〔询医〕产后乳汁分泌甚少或全无，不能满足婴儿需要。

〔询医〕乳房松软不胀，乳汁清稀，或乳房胀硬疼痛，乳汁浓稠。

〔询医〕乳房红肿热痛，伴发热及脓肿。揉按乳房可有乳汁伴有脓性分泌物排出，有可能是急性乳腺炎的征兆。

居家调理自疗法

日常生活调理

◎ 合理哺乳，保持乳房清洁健康。

◎ 生活要有规律，保证充足的睡眠时间；保持心情的舒畅，不看惊险紧张的电视片与电影，稳定情绪，建立信心。

饮食调理自疗法

◎ 哺乳女性宜多喝小米汤，这样可使乳汁通畅。

◎ 保证合理而充分的营养，多吃含维生素E的食物，如植物油、蔬菜、水果、花生仁等。因为维生素E能使末梢乳腺扩张，使乳房血液供应充足，从而使乳汁分泌增加。

◎ 注意增加鸡汤、鱼汤、肉汤等高汤类饮食，对产后缺乳非常有效。

小偏方自疗法

◎ 猪蹄2只、花生仁50克，炖煨，分2次服。

◎ 豆腐120克、红糖30克，共煮熟后加黄酒30毫升，食之，1日2次。

◎ 核桃仁 50 克、黑芝麻 100 克（炒熟），共研细末用米酒冲服，分 2 天服完。

◎ 玉米须煮汤，可增加乳汁分泌。

◎ 生花生仁煮汤喝，有强壮补虚之益。

◎ 黑芝麻250克，炒后研末，配合猪蹄汤冲服，每次16克，日服3次。

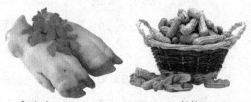

★猪蹄　　★花生

◎ 可吃豌豆汤，或加猪蹄炖服。

◎ 甘薯叶300克，猪瘦肉500克，加水煎浓汤，尽量多饮，具有养血益气、通乳的作用。

◎ 生南瓜子去壳存仁，捣成泥状，早晚空腹服用。

按摩自疗法

◎ 伸出右手到左乳下将左乳房慢慢地往上提10次；伸出左手放在右乳房下，同样的动作做10次。做这些按摩时要用另一手辅助。

◎ 把右手掌放在左乳房的侧边，再把左手也放上去，挤向中央10次。左手掌放在右乳房上，同样的动作10次，要慢慢来。

◎ 轻轻地托着乳房向乳头的方向搓揉，左右各5次。

◎ 将大姆指与食指放在乳房的边缘撑着乳房轻轻地揉一揉乳头，左右各5次。

★保持心情舒畅，稳定情绪都有助于预防缺乳的发生。

其他辅疗法

◎ 用热水或葱汤熏洗乳房。

◎ 用热水把毛巾弄湿之后拧干放在乳房上面。用两手稍微用力地把乳房搓揉一下，等一段时间之后，再以反方向用冷的毛巾把乳房搓揉一下。这样的动作一天反复地来回做，会有效果。

◎ 桂皮或柚子皮适量煎水，用毛巾浸汁热敷乳房。

注意事项 ✕

◎ 情志抑郁、肝气不疏等引起的经脉涩滞、乳汁不行者，应先安定神志、疏理肝气、调畅气血，不要马上吃大补的食物。

◎ 进食一些具有退乳作用的饮料、滋补品、药物，如麦乳精、乐口福、花椒、豆豉、麦芽等，会抑制乳汁的分泌，应调整饮食。

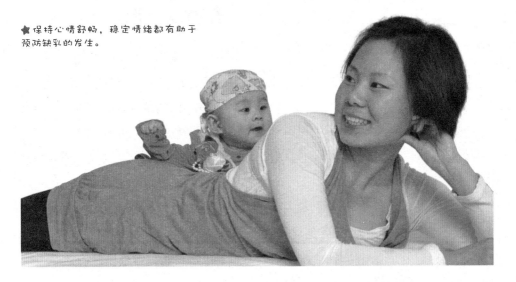

月经问题

当女性卵巢排出卵子时，会分泌雌激素，刺激子宫内膜，促其增生。若卵子未受精，卵巢就分泌孕酮，孕酮使子宫内膜脱落，形成月经。月经不正常包括月经不调、痛经、闭经等问题。

自疗还是询医，症状是"裁判"

〔自疗〕痛经周期性、阵发性小腹疼痛；疼痛放射到会阴及腰骶部。这是痛经发作的症状。

〔自疗〕月经推迟，排除怀孕者，可能与锻炼过度或厌食等有关。若经常月经延迟，请询医。

〔自疗〕月经量大，可能是因为压力引起的。

〔询医〕痛经并恶心、呕吐、尿频、腹泻，严重的可出现面色苍白、手足发冷、昏厥等。

〔询医〕月经问题久治无效者，不宜坚持自疗，应到医院作妇科检查，以排除生殖器炎症及其他器质性疾病。

居家调理自疗法

日常生活调理

◎ 过于紧张忙碌，或是进行太激烈的运动，也会让生理痛的情形加重。

◎ 卫生棉垫、棉条最好2～3小时就要更换一次，以免细菌感染，产生不适。

◎ 心态正常，气血运行通顺，常可不药而愈。

◎ 生活规律，顺应日出而动、日落而眠的自然节律，当人体生物钟调整好后，月经可逐渐恢复正常。

◎ 克制性生活，以蓄养肾中精气。

◎ 经期不宜游泳并应尽量避免淋雨、涉水等活动。

◎ 保持情绪的舒畅，正确认识月经是女性的一种正常的生理现象，不要对月经产生恐惧、羞涩、厌恶等不正常心理，以免血液流动不畅而加重痛经的症状。

饮食调理自疗法

◎ 玫瑰花茶对于女性生理机能有很好的调理作用。大约5克的玫瑰花即可冲泡一壶浓香的玫瑰茶，平时多饮用，可以减缓生理期间的不舒服。

◎ 吃冰品容易使子宫受冷，影响经血的流通，而造成生理痛。所以女性在生理期间的饮食最好以温、热、营养为原则，咖啡和茶等含咖啡因的饮料也要少喝，否则容易情绪不定。

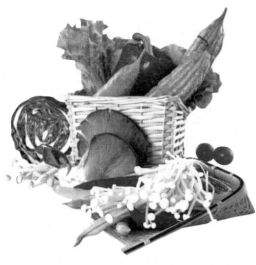

★ 多吃蔬菜可以平衡血糖值，减少生理期不适。

◎ 蔬菜、水果摄取量不足及油脂比例摄入过高的女性易患上生理痛，所以在平时的饮食中就应该注意多吃蔬菜、水果，这样将可以平衡血糖值，减少生理期不适。

◎ 适量选用乌骨鸡、羊肉、猪羊肾脏、青虾、对虾、鱼子、哈士蟆油、海参、淡菜、黑豆、胡桃仁等滋补性的食物。

◎ 多吃些膳食纤维食物，保持大便通畅，以免加重痛经的症状。

 小偏方自疗法

◎ 在生理期间，可以将生姜或干姜切片，加入红糖一起煮来饮用。对于虚冷体质造成的生理痛很有帮助。

◎ 将红豆加入红糖熬煮成红豆汤，吃时再将麦片放入，稍煮一下即可，趁热食用。

◎ 将黑豆炒后研末，每次取黑豆粉30克与苏木12克，加水适量，用小火煎沸，加红糖调味后服用，可治月经不畅。

◎ 黑豆30克、红花6克，水煎，冲红糖100克调味，经前温服5天。对女性经少或闭经有效。

◎ 先用益母草30～50克，清水洗净，水煎取浓汁，然后加入黑豆60克，用小火煮至烂熟，再用适量红糖调味服食。每天1次，7天为1疗程，具有活血、祛瘀、调经作用，也可辅助治疗女性闭经。

◎ 红豆25克、粳米30克，清水洗净，水煮成粥，加麦芽糖1匙，调味后食用，可治疗闭经、痛经。

◎ 大豆50克（炒熟研末），苏木12克，加水一起煎，用红糖调味后服用。对月经不调、经来腹痛有效。

◎ 大枣20个、黑木耳15克，一起煎汤食用，每日1次，连服1周。适用于月经过多、子宫出血、痔疮出血等病症。

◎ 大枣30克、干姜10克、红糖35克，水煎服用。适用于经行腹痛、胃腹寒痛等病症。

◎ 新鲜菱角250克，水煎1小时后，滤出汁液，加红糖适量调味后即可服用。适用于月经过多症。

◎ 鸡蛋2个、益母草30克、延胡索15克，共煮，蛋熟去壳再煮10分钟，吃蛋喝汤，每日1次，经前7天起服，服至月经来潮。用于气滞血瘀型月经病症。

◎ 韭菜250克、红糖60克，韭菜捣汁，加入红糖共煮片刻饮之，每日1次，连服3天，饮后俯卧片刻，经前2～3天起服。用于寒湿凝滞型月经病症。

◎ 适当进行体育锻炼和体力劳动，以增强体质、改善血液循环，但经期不宜作剧烈运动而应注意休息。

◎ 跪在床上，腰弯下，前臂屈身贴在床上，胸部尽量向下压，臀部高高拱起。这个方法有利于经血外流，解除盆腔瘀血。

◎ 两手叉腰，两腿下蹲，全身放松，站立时肛门和引导收缩，连续20～30次。

◎ 平时多活动身体，以促进血液循环，经期要做好活动腰部周围的体操，可以缓解痛楚。

◎ 骆驼式是瑜伽的一种体式，经常使用对闭经有帮助。首先应跪下，后仰时呼气，双手掌放在身后地上时头向后仰，收缩臀部并压迫你的骨盆向前。双手平放足底，慢慢呼吸并保持姿势20秒钟。

按摩自疗法

◎ 平躺曲膝，慢慢深吸一口气同时鼓张腹部，快速地吐气并同时收缩腹部。重复5次。

◎ 跪坐在自己的脚跟上，额头轻触地面，此姿势有助于放松子宫。

◎ 疼痛剧烈的患者，如见冷汗、肢冷、面色青紫等，应严防其昏厥等病变。可用捏人中救急。

◎ 双手掌分别放在肋部两侧，向小腹方向斜擦1分钟。

◎ 两手掌紧贴腰部，用力作上下擦动1分钟。

◎ 用圆形木棒在小腿内侧来回搓揉按摩，可以刺激小腿上的穴道，帮助舒缓生理痛。以局部感到温热感为佳，可起到温中散寒、调和气血、活血理气、解痉止痛的作用。

其他辅疗法

热敷对于生理痛有很好的缓解作用。可以在生理期快到之前准备好热敷垫或是冬季常售的保暖包，随时放在腰部或下腹部上保暖，或是以热毛巾热敷、温热水轻冲下腹部，可帮助循环，减轻疼痛。

注意事项 ✖

◎ 中年女性月经前后不定，自疗效果不好，不宜坚持自疗。

◎ 不可盲目使用止痛药。据研究发现，痛经患者经常使用止痛药，会产生药物依赖。

月经期间的禁忌

✚ 不能拔牙

不仅是因为经期出血量增多，拔牙后嘴里也会长时间留有血腥味，影响食欲。而且还因为月经期间，子宫内膜释放出较多的组织激活物质，将血液中的纤维蛋白溶解酶原激活为具有抗凝血作用的纤维蛋白溶解酶，同时血小板数目也减少，因此身体凝血能力降低，止血时间延长。

✚ 避免用沐浴液清洗阴部

经期阴部容易产生异味，但在洗澡时用沐浴液清洁阴部，或用热水反复清洗阴部是不对的，反而容易引发阴部感染，导致瘙痒病症。因此，清洗阴部需要选择专业的阴部清洗液或用清水，尤其在经期。

✚ 不饮酒，不吃油炸食品

经期女性饮酒会增加肝脏的负担，会对肝脏造成比平日严重的伤害。油炸食品也是经期女性的一大禁忌。

✚ 少去K歌

经期女性，声带的毛细血管也充血，管壁变得较为脆弱。长时间或高声K歌，会由于声带紧张并高速振动而导致声带毛细血管破裂，声音沙哑，甚至可能对声带造成永久性伤害。

✚ 不要进行性生活

经期的最后一两天，经血量明显减少；此时女性体内激素增多，性欲增强。但由于此时宫颈仍处于微张状态，子宫内膜没有完全修复，容易被细菌侵入。另外，性生活会刺激游走到别处的子宫内膜碎片，可能埋下子宫内膜异位的隐患。

★ 经期后期宫颈仍处于微张状态，子宫内膜没有完全修复，容易被细菌侵入，因此不宜进行性生活。

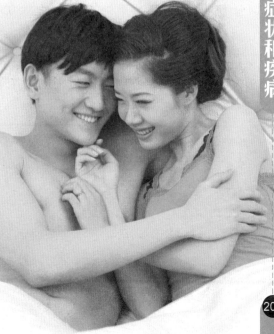

第11章 生殖及泌尿系统不适症状和疾病

子宫内膜异位症

在健康的女性中，子宫内膜只存在于子宫内，但是患了子宫内膜异位症的女性，有少量的内膜组织移出子宫，植入其他器官和组织，并在那里生长，而侵犯生殖系统的其他部分，造成囊肿、瘢痕和粘连。

自疗还是询医，症状是"裁判"

〔自疗〕月经期下腹沉坠感，尤其是排大血块、经期持续超过7天。

〔自疗〕月经期前、经期、或经期刚过时出现的锐利腹痛。

〔自疗〕在经期之间出现难闻的气味。

〔询医〕如果怀疑你患有子宫内膜异位症，那么明确诊断对于治疗是必要的。

〔询医〕不孕。

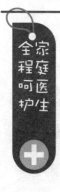

子宫内膜异位而不孕的原因

子宫内膜异位症造成不孕的原因现在有很多，比较常见的原因一是子宫内膜异位症本身会造成生殖系统的粘连，使输卵管、子宫因粘连而造成功能失常，这个时候很难怀孕。二是由于这个症状本身与卵巢功能异常有关，得子宫内膜异位症的人多数没有正常的排卵，排卵不好，当然生育就有问题，正因为如此，子宫内膜异位症的女性应积极治疗，经过治疗绝大多数人是可以怀孕的。

居家调理自疗法

饮食调理自疗法

◎ 进食富含天然抗前列腺素食物，包括青花鱼、沙丁鱼、鲑鱼和金枪鱼，可有助于减轻症状。

◎ 每月补充多种维生素、多种微量元素，包括B族维生素（50～100毫克）、维生素E（400～600单位）、钙（1000毫克）和镁（400～600毫克），可帮助平衡雌激素和前列腺素水平，从而减轻经期绞痛。

防治措施

　　如何预防子宫内膜异位症，现在还没有根本的办法，主要的原因是因为它的病因还没有搞清楚，所以也没有较好的避免复发的办法，但是由于它和月经血的逆流有关系，因此掌握一些必要的女性保健知识是有帮助的。

◎ 月经期过度劳累，不注意月经期的卫生情况以及月经期进行性生活，这些都可能诱发此症。

◎ 月经期体育锻炼或是做一些需要改变体位的活动，如工作、跳舞等，都

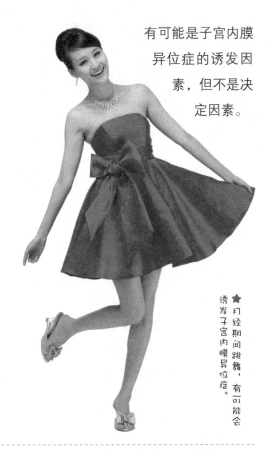

有可能是子宫内膜异位症的诱发因素，但不是决定因素。

★ 月经期间跳舞，有可能会诱发子宫内膜异位症。

家庭医生全程呵护

瑜伽可以缓解子宫内膜异位

　　"船姿"可加强脊柱、固定盆腔脏器。腹朝下卧位，吸气，同时抬头、胸、双臂及下肢离开地面。向后伸展双臂，保持这个姿势15～20秒，然后呼气，放松回到原地。每天做1～2次。

　　"弓姿"可增加脊柱的弹性。腹朝下卧位，抓住双脚踝。吸气时，收臀，同时慢抬头、胸及大腿离开地面。保持15秒钟，缓慢呼吸。

　　"蝗虫姿"可调整盆腔肌肉的紧张性。腹卧位，两臂放于两侧。收臂同时双臂向下用力。吸气时，抬高下肢，保持下肢伸直，包括膝和脚趾。保持15秒。

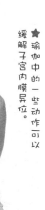

★ 瑜伽中的一些动作可以缓解子宫内膜异位。

乳腺癌

乳腺癌是乳房的恶性肿瘤，多发生于女性乳腺的外上象限。10%的乳腺癌发病与遗传因素有关。乳腺癌的患者会出现乳房肿块、乳晕异常等，这在日常生活中是比较容易发现的。

自疗还是询医，症状是"裁判"

〔自疗〕腋窝肿胀。

〔自疗〕乳房疼痛或压痛。

〔自疗〕乳房肿块；乳房明显变平。

〔询医〕乳头出现异常分泌物，可能是清亮的或是有颜色的。

〔询医〕出现以上症状短期内未能好转。或肿块在短期内增大明显者。乳房表面呈"橘皮样"改变者。

〔询医〕一侧或两侧乳房出现异常肿块，或持续疼痛。

居家调理自疗法

饮食调理自疗法

◎ **戒酒** 研究显示，体内的雌激素越多，得乳腺癌的概率也就越大。酒精会干扰肝脏把多余的雌激素排出体外。所以喝酒越多，得乳腺癌的危险也就越大。

◎ **食用橄榄油** 橄榄油主要是由单一不饱和的脂肪酸组成的。对希腊的两千多名女性的研究表明，每天不只一次食用橄榄油的女性患乳腺癌的概率减小了25%。

◎ **食用大蒜** 大蒜能够刺激免疫系统，有助于防治包括乳腺癌在内的多种癌症。

◎ **喝绿茶** 因为绿茶内含有一种鞣酸的植物化学成分，它具有防止癌变的作用。

◎ **多吃豆类食物** 大豆、豆荚、豆奶和其他豆类食物含有丰富的防癌化学成分，可以帮助人体排出被怀疑的致癌因子。

◎ **多食高纤维食物** 高纤维含量的饮食有助于减少体内多余的雌激素。

小偏方自疗法

◎ 大蒜1头，捣泥；泥鳅5条，共煮，不加盐，经常食用。

◎ 海带100克，泡软，洗净切成丝；猪

肉100克，切成块状，加作料，小火炖成烂泥状，放凉成冻，食用。

 运动指南

养成运动好习惯。运动可以帮助乳腺癌患者更好地适应化疗或放疗的不反应。

 防治措施

◎ **积极锻炼身体** 国外研究者对大量的研究成果进行了对比研究，发现女性若从事如体育老师这样有一定活动量的工作，其患乳腺癌的概率要比从事诸如办公事务之类惯于久坐的工作的女性低50%。

◎ **定期做乳房检查** 年龄在20～40岁的女性应每年于月经过后一周内，做一次乳房自检；每隔两年，由专业医师做一次临床检查或乳房摄影术。年龄在40～49岁间的女性每年做一次专业性的乳房检查比较好。年龄在50岁以上的女性每月应定期做乳房自检，且每年须做一次临床乳房检查。

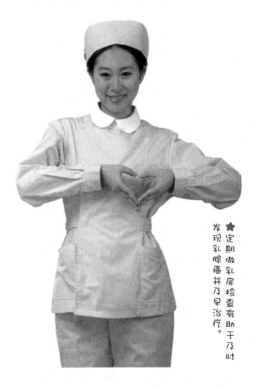

★ 定期做乳房检查有助于及时发现乳腺癌并及早治疗。

家庭医生全程呵护

乳腺癌的自检方法参考

★抬高胳膊，并一直用手指的水平面轻压在乳房的表面，这可以使你感受到皮肤下是否有小肿块。

★在潜意识里把乳房分为一个一个的小区域，按一定的顺序分别轻压这些区域，以检查是否有肿块。乳房肿块可能是乳房异常的表现。虽然大多数肿块是无害的，但是也有可能是感染或是肿瘤的现象。如果要观察状况，以3个月为基准来检查是否变大。如果有硬的部分、感觉似乎和周围乳腺黏在一起、触摸时凹凸不平、硬块继续增长，那就可能危险了。如果触摸时感到光滑，并未和皮肤及周围乳腺黏在一起，经过3个月也没有变大的迹象，则可不用过于担心了。

子宫癌

世界卫生组织官员称，子宫癌每年可导致全球25~30万的女性死亡，其中约80%集中在发展中国家。子宫癌是女性发病率第二高的癌症，仅次于乳腺癌。

自疗还是询医，症状是"裁判"

子宫癌起初没有任何症状，当恶性肿物开始生长时可能出现症状。当有下列症状，应立即询医。

〔询医〕不规则的阴道出血。

〔询医〕阴道分泌物，从粉色、水样到黏稠，呈褐色，有异味。

〔询医〕体重下降，虚弱，下腹及腿部疼痛。

居家调理自疗法

饮食调理自疗法

美国科学家说，越来越多的证据表明多吃西红柿可以降低人们患癌症的危险。据美国《全国癌症研究所杂志》报道，美国布里格姆与女性医院和哈佛大学医院的科学家们研究了许多调查报告，发现其中一半以上的调查结果证明多吃西红柿具有辅助的防癌功效。他们说，西红柿对前列腺癌、肺癌和胃癌的预防功效较明显，对胰腺癌、结肠癌、直肠癌、口腔癌、乳腺癌、子宫癌有缓解作用。

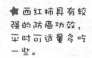

★西红柿具有较强的防癌功效，平时可适量多吃一些。

防治措施

◎ 每年进行宫颈涂片和盆腔检查。

◎ 经常运动可以远离子宫癌。我国科学家的研究报告指出，女性进行重力训练等会流汗的运动，可使她们患子宫癌的比例减少一半。美国防癌协会某医生领导的研究也发现，女性特别是更年期后的女性，一周做些诸如游泳、跑步、慢跑之类的运动至少6小时以上，将可减低患乳腺癌等病症的30%概率。走路或跳舞也可以达到类似的效果，只不过进行的时间相对要长两倍以上。

宫颈炎到宫颈癌的演变

宫颈炎有哪些症状

宫颈炎通常会表现为白带增多，并且有让人不愉快的气味。所以，当发现内裤上的残留物有变化的时候，就要提高警惕。慢性宫颈炎最常见的表现形式是宫颈糜烂、宫颈肥大、宫颈息肉、宫颈腺囊肿、宫颈黏膜炎等。有时症状不仅是白带异常，还可能有性交后出血。让人防不胜防的是，宫颈炎的症状因人而异，有些人也可能没有任何症状，只有在宫颈涂片的结果才显示异常，所以能在身体里潜伏很长一段时间。

为什么会得宫颈炎

引起宫颈炎的病原体很多，有病毒、细菌、支原体、衣原体，还有滴虫和真菌等。能导致炎症的所有病原类型都可能引发宫颈炎。最终是否恶变，是由许多因素综合决定的。

专家认为，宫颈炎缘于宫颈损伤后病原体的侵入（例如人工流产、分娩或者其他手术的后遗症）。

另外，某些化学物质的刺激（例如，劣质的避孕套以及性玩具，等等）也可能损伤薄弱的宫颈上皮。

预防宫颈癌，需要全面治理宫颈炎

各种原因引起的宫颈炎如果长期存在，宫颈细胞接受的刺激逐渐累加，量变的极点就是质变。有资料显示，慢性宫颈炎的女性患宫颈癌的概率比正常女性高5倍。如果宫颈炎长期存在于身体中，并且成功地躲过了自己的注意，则有一天自己可能已经在不知不觉中得了宫颈癌。

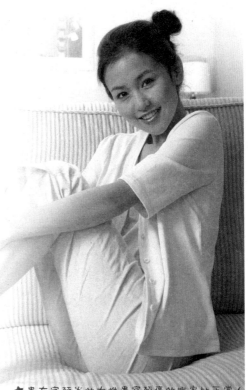

★患有宫颈炎的女性患宫颈癌的概率比正常人高，所以一定要及早防治宫颈炎。

卵巢问题

卵巢是一对杏仁状的器官，位于骨盆内深处，分别位于子宫两侧。卵巢感染多是由性传播疾病引起的。一些卵巢囊肿是由于在卵子释放后很长时间，卵泡或黄体继续生长并充满液体的结果。

自疗还是询医，症状是"裁判"

〔自疗〕腹部一侧感到胀满或是压痛。

〔询医〕尖锐的腹痛。

〔询医〕性交过程中腹痛。

〔询医〕不正常轻度充血，经间期出血；月经周期量的异常、甚至停经。

居家调理自疗法

日常生活调理

◎ 养成合理、健康的起居习惯，为自己的身体建立起一个强壮的免疫系统。这是最好的抵御各种问题的基础保障。

◎ 保持有规律的锻炼，保证充足的睡眠以及必需的维生素和矿物质摄入，多吃新鲜水果和蔬菜，少吃肥肉。

◎ 在月经期不宜游泳，并尽量避免淋雨、涉水及接触过凉的水。

◎ 保持良好的情绪，正确地认识月经是女性的一种正常的生理现象，是一个女人所特有的幸福，不要对月经产生恐惧、羞涩、厌恶等不正常心理，以免因心理压力过大，血液流动不畅而加重痛经的症状。愉快的心情也是和谐身体的第一步。

★ 培养合理、健康的起居习惯，为自己的身体建立起一个强壮的免疫系统。

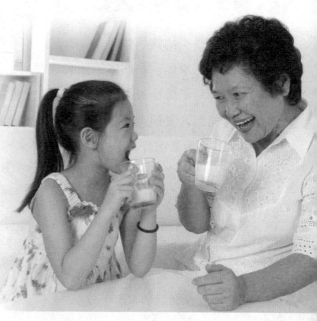

防治措施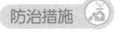

◎ 多吃甜菜、胡萝卜、深绿叶蔬菜和柠檬等，有助于预防卵巢囊肿。

◎ 应坚持喝牛奶，少吃油炸食品，避免过多饮用咖啡、浓茶及酒。

◎ 改良避孕方法，减少人工流产。一些女性错误地认为"人流"是小事情。实际上，肉体的创伤很快能修复，但人体的内分泌变化可不是一天两天就能恢复的。如果反复多次人流，经常扰乱内分泌，会造成看不见的体内损伤，渐渐使卵巢失去功能。

◎ 卵巢早衰是有先兆的，在发病前多出现月经减少——月经稀发——闭经的变化过程，因此要重视月经改变。有些女性粗心大意，或者毫不重视，甚至认为来不来无所谓，直到引起严重后果，才着了急。这些做法都是不可取的。

◎ 人的中枢神经系统与内分泌互相联系，互相影响，因此女性应学会把握良好的心态，学会排解不良情绪，以免降低机体的抗病能力。

◎ 脂肪组织是体内除卵巢以外制造雌激素的重要场所。脂肪组织的数量直接影响体内控制月经周期的内分泌调节。因此，过度减肥会造成内分泌紊乱，出现月经紊乱，甚至早衰。

◎ 良好的睡眠是延缓卵巢衰老的方法之一。研究发现，许多卵巢早衰者长期睡眠不足，因加夜班、泡吧或昼夜颠倒，不知不觉中透支了自己的健康。因此需保证良好的睡眠。

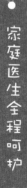

卵巢癌与纬度也有关

有越来越多的研究结果将维生素D的摄入以及血液中维生素D的浓度与患癌危险联系起来。有一项研究结果显示，与不服用维生素D的人相比，一个成年人一天服用400国际单位的维生素D，其患胰腺癌的危险是前者的一半。日光照射能够促进机体内维生素D的合成。而一个人体内的维生素D储存量多少则在一定程度上取决于其所居住的地理纬度。研究人员发现，无论是在北半球，还是在南半球，居住在高纬度地区的人患卵巢癌的危险最高。研究结果还显示，紫外线照射程度越高，臭氧浓度越低，卵巢癌的发生率也就越低。他们同时建议说，对于那些居住在高纬度地区的女性来讲，多补充一些维生素D和适当地多晒些太阳，不失为一种合理的预防办法。

更年期综合征

根据我国最近的一次人口普查数据显示，更年期女性人群约2亿，约占全球的23%。全球90%以上的更年期女性都有绝经症状，其中约一半女性认为这影响了她们的生活。

自疗还是询医，症状是"裁判"

〔自疗〕月经逐渐减少，周期（也就是间隔时间）延长，经期（也就是出血时间）缩短，以致逐渐停经。但也有月经量增多，伴有大量血块等情况，然后慢慢停止，生殖能力丧失，生殖器官萎缩。

〔询医〕植物神经功能紊乱。常感到头颈部一阵阵地潮红、潮热出汗、头晕目眩、头痛耳鸣、腰痛、口干、喉部有烧灼感、思想不易集中，而且易紧张激动、情绪复杂多变、性情急躁、失眠健忘、皮肤发麻发痒，有时有蚂蚁在身上爬动的感觉，甚至歇斯底里发作等。

〔询医〕心悸、血压增高、肥胖、下肢水肿、关节疼痛、骨质疏松等。45～50岁的女性，如有上述症状，经医生检查排除了其他疾病后，大部分可诊断为更年期综合征。

居家调理自疗法

日常生活调理

◎ 不宜过多卧床休息。身体尚好时应该主动从事力所能及的工作和家务，这对病情恢复有利。

◎ 由于阴道抵抗力下降，要注意下身清洁卫生。

◎ 和谐的性生活对病情恢复有利。

饮食调理自疗法

◎ 饭菜要多样化，并多食用一些有滋补肾经及镇静安神作用的食物。

◎ 月经乱而多时，宜多食猪肝、鲫鱼、红米苋、海带等食物以补充铁。

◎ 忌食辣椒、酒、咖啡、浓茶之类的兴奋刺激性食物。

◎ 多吃可缓解更年期不适的食物。

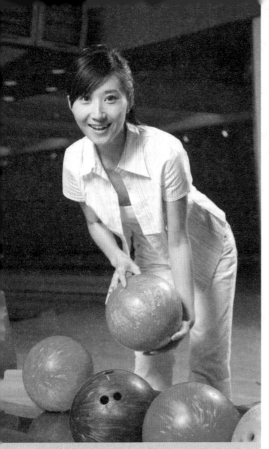
█ 经常进行健身锻炼，能使人心情愉悦。

运动指南

更年期女性常常会因为身体变化而导致心理落差，如逐渐感觉到自己反应不如以前灵活、记性不如以前好等，常常会清晰感受到年龄的威胁，因此而产生心理危机。而运动不仅能促进全身血液循环，提高心肺功能，增强人体免疫力，更为有趣的是它还能促进人的心理健康。经常进行健身锻炼的人，大脑中会分泌一种可以支配人的心理和行为的肽类，其中一种叫做"内啡肽"的物质，它有振奋人心的作用，能使人心情愉悦。

小偏方自疗法

以下食物对更年期特发性水肿有食疗效果：

◎ **茯苓大枣粥**　取茯苓粉15克、粳米50克、去核大枣5枚，加水煮粥，早晚服用。

◎ **冬瓜羊肉汤**　冬瓜50克、瘦羊肉50克切片，先将冬瓜煮熟，再将用葱花、香油拌匀的羊肉放入冬瓜中煮沸即成，可佐餐食用。

其他辅疗法

激素补充治疗是更年期女性主要的治疗方法，有助于缓解更年期的各项症状，并且预防一些与绝经相关的疾病。雌、孕激素是人体必不可少的激素。对于女人而言，雌、孕激素是一生的需要，是女人之所以成为女人的根本。随着年龄的增长人体激素水平的分泌逐年减少，使得女性的很多功能衰退，并且影响到生活的质量。国际绝经学会的指南指出，老年男女应用激素或激素替代物将延缓衰老和提高生活质量的重要措施之一。据权威调查显示，激素治疗可能存在的风险仅是正常人每天连喝4杯咖啡增加患胰腺癌风险的1/8，是抽烟增加患肺癌风险的1/20～1/115。所以，更年期女性不必对激素治疗过度恐慌。

阴道炎

阴道炎是由不同病因引起的多种阴道黏膜炎性疾病的总称。在正常生理状态下，阴道的组织解剖学及生物化学特点足以防御外界微生物的侵袭。如遭到破坏，则病原菌即可趁机而入，导致阴道炎。

自疗还是询医，症状是"裁判"

怀疑自己患了阴道炎的女性，应及时到医院妇科进行检查，并在医生的指导下进行治疗，不可自行处理。

〔询医〕滴虫性阴道炎白带色灰黄、污浊、带泡沫、有臭味，有时为乳白色或黄白色稀薄液体，有时为黄绿色脓性泡沫白带。

〔询医〕霉菌性阴道炎白带呈水样或凝乳样、软膏样，或有白色片状物和屑粒状。

〔询医〕淋病性阴道炎白带呈脓性。

〔询医〕老年性阴道炎白带呈黄水样，感染严重时，分泌物可转变为脓性并有臭味，偶有点滴出血症状。

居家调理自疗法

日常生活调理

◎ 记住大便以后要从前往后擦，这样可防止直肠细菌进入阴道。

◎ 真菌在温暖、潮湿的环境里容易滋生蔓延，为了不给它提供这种生长环境，应穿全棉内裤，保持凉爽和干燥。

饮食调理自疗法

◎ **喝酸奶** 酸奶中的嗜酸菌能帮助维持阴道里的细菌平衡。不是每一种饮品都含有活性培养菌，所以要看清说明。

◎ **多吃胡萝卜** 胡萝卜和其他含有β-胡萝卜素的食物能提高免疫系统抵抗真菌侵入的能力。

◎ **少吃甜的东西** 当你吃太多的甜食时，真菌就吃大餐了。所以如果你容易患酵母菌感染，就不要吃糖类食物。

其他辅疗法

◎ 将半杯酸奶倒在干净的布或毛巾上，敷在阴道部位15分钟。然后用温水冲掉酸奶，把吹风机调至热风档将阴道附近吹干，能够帮助止痒。但这个办法只适合外用。

◎ 将一袋茶包泡在水里，然后拿出放

在冰箱里冷却一会，再将其敷在患处。茶中的单宁酸能缓解患处的炎症并且止痒。注意这种方法只适合外用。

防治措施

75%的女性一生中至少患过一次霉菌性阴道炎（念珠菌性阴道炎）。这种疾病发生率如此之高，主要是因为女性的阴道是一个偏酸性的环境，而且温暖潮湿，非常适合霉菌的生长。一旦抵抗力下降，霉菌就会入侵阴道，大量繁衍，引起霉菌性阴道炎。预防霉菌性阴道炎，女性应注意以下几点。

◎ 确保彻底治疗，即使症状有所缓解，也不可擅自停药。经过治疗，仍需在每次月经结束后去医院接受妇科检查及阴道分泌物化验，要连续检查3次。如果此期间又发现感染迹象就不能定为痊愈，而属于复发或再感染，需要继续治疗。

◎ 夫妻双方共同治疗，女性患霉菌性阴道炎后，可能会通过性生活将病原体传给丈夫，使丈夫也成为带菌者。如果仅女方治疗而男方未治，那么即使女方治愈也会被丈夫再感染，使念珠菌在夫妻双方间反复"传递"。因此，夫妻双方只要有一方感染霉菌，就要双方共同治疗。

◎ 搞好个人卫生，治疗期间要勤换洗、消毒内裤、毛巾。大便后一定要由前向后擦拭。用达到卫生标准的卫生纸、卫生巾。炎症治愈后也要注意内裤应单独手洗，千万不可与袜子等同洗，也不要用洗衣机洗。

◎ 经常或长期使用抗生素，会破坏阴道菌群间的制约关系，使霉菌生长旺盛。这类患者应该在服用抗生素的同时或治疗后，使用抗霉菌药物进行预防。

家庭医生全程呵护

安全套的选择与阴道炎

自20世纪90年代初起，厂家推出了添加各种香料的安全套，常见的有玫瑰香型、桂花香型等几种。应该说，彩色和香型主要是为了改善一些人对安全套的反感心理，同时也是为了增加吸引力。因为人们可根据对颜色的偏爱或当时的心境，选择使用不同的安全套。需要提醒大家的是，时下流行的草莓、巧克力等香料型安全套，容易导致女性阴道发炎。如果要选这类产品，一定要密切关注女性是否有阴道分泌物异常问题。另外还有一种"夜光型"安全套，以含磷的涂料产生光线，增加性爱情趣。但磷的致敏性更强，大家一定要根据自己的情况慎重选择。

不孕不育

如果夫妻经过一年正常的、无防护的性生活未能受孕就应该进行检查。在所有不孕症中，大约40%是由男方造成的，30%源于女方，20%是由双方所致，还有10%的病例原因不明。

自疗还是询医，症状是"裁判"

如果一对夫妇，有正常的性生活，没有避孕，同居一年不能怀孕就是不孕不育。这些患者应到医院采集病史和检查身体，进行治疗。

居家调理自疗法

日常生活调理 ❗

男方：

◎ 长距离的骑车会对睾丸的血管造成危害。因此，建议在骑车时要给车座加上座套，并选择减震功能良好的自行车。

◎ 吸烟是精子数量下降的最主要原因之一，因此戒烟势在必行。

◎ 少蒸桑拿。高温蒸浴直接伤害精子，还可能抑制精子生成。

◎ 放松心态，精神压力过大也对精子的成长有负面影响，所以应学会调整心理状态。

◎ 手机不要放在裤兜里。手机放在裤兜里会提高阴囊温度，伤害精子。同样，笔记本电脑放在膝盖上、穿紧身裤也会伤害精子。

女方：

◎ 如需做人工流产，则应去正规医院。

◎ 注意预防生殖器等炎症。

★ 手机或电脑有一定的辐射，在使用时要注意不要将他们置于裤兜或放在膝盖上，以免伤害精子。

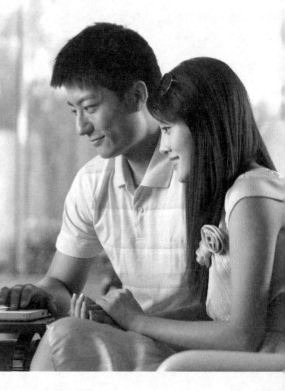

饮食调理自疗法

◎ 饮酒要适量，女性饮酒过量会导致卵巢萎缩、月经不规则及不孕症。

◎ 多吃绿色蔬菜，绿色蔬菜中含有维生素C、维生素E、锌、硒等有利精子成长的成分。

◎ 多吃坚果、鱼类等食品有利于精子细胞成长。

运动指南

多参加锻炼，减轻体重。研究表明，男性身体过度肥胖，会导致腹股沟处的温度升高，影响精子的成长，从而导致不育。因此，体重控制在标准范围内可以提高精子的质量。不过，锻炼强度要适中。剧烈的运动如马拉松等，仍然会使睾丸的温度升高，破坏精子成长所需的凉爽环境。

其他辅疗法

病菌感染也是导致男性不育的重要因素，应该定期到医院接受衣原体、前列腺的相关检查。

注意事项 ✗

远离麻醉剂。麻醉剂、毒品等对精子有极大危害，而且这种危害持续时间很长。

防治措施

◎ **避免性传播疾病**　每个人都应该避免性传播疾病，包括艾滋病、淋病、衣原体感染、梅毒、疱疹以及生殖器疣等。

◎ **放松身心**　有些压力是正常的，但是压力过大，或者不懂得放松身心都可能影响生育。如果因为压力而吃得太少或者吃得太多，身体状况也会变坏，因而更难受孕。如果靠吸烟喝酒减压的话，那么生育能力会受到额外的破坏。

◎ **避免滥用药物**　药物滥用会影响精子产生、卵子释放以及胚胎发育。比如治疗高血压的钙离子通道阻断剂和治疗关节炎的药物都可能影响生育能力。怀孕时很多药物都不被推荐。

◎ **控制生育时间**　随着女性年龄的增长，如子宫内膜异位症、子宫息肉或者子宫纤维瘤等妇产科疾病会越来越多，而且她们的生育能力也随着年龄增长显著下降，尤其"奔4"（30～40岁）的人群要引起注意。而中年男性产生精子能力并不会随着年龄而下降。如果要很晚才生孩子，或者很可能丢失精子或者卵子（比如化疗或者要做手术的病人），那么就应该要考虑冷冻精子或者卵子。

◎ **发现问题，尽早解决**　不育是指在无保护性行为一年后仍不能怀孕。如果已经超过一年的话，那么就咨询下妇产科或男科医生吧。如果已经超过35岁的话，则可以找个生殖内分泌学家。

◎ **如果做过手术或者患过感染，要提高警惕** 如果女性曾经做过卵巢手术或者患过性传播疾病的话，最好尽早做个生育能力评价。如果男性有过前列腺感染、睾丸或者附近组织感染，又或者擦伤睾丸甚至肿胀，都会提高精子出现问题的风险。

◎ **查查你的家谱** 如果你知道自己的直系亲属（父母或者兄弟姐妹）有如下疾病：子宫内膜异位症、多囊卵巢综合征（PCOS）、过早停经或者甲状腺机能减退，那么你患同样疾病的风险比别人更大。虽然这些疾病不像头

发颜色和眼睛颜色那样明显地遗传，但是很多家族都有易患某种疾病的倾向，而这些疾病也是有可能影响生育的。

◎ **保持健康活力** 尽可能地保持健康，并且尽早有效地处理已经出现的身体问题。肥胖、糖尿病前期和糖尿病都能影响射精、精子产生、排卵、流产概率和增加胚胎发育不良的概率。良好的生活方式对于保持健康活力也是很重要的，久坐会带来体重问题，最终也可能影响生育。所以多做运动，使自己每天充满活力。

◎ **经常房事** 一星期5次的夫妻更容易怀孕。排卵期前后36～48小时进行房事较易怀孕。

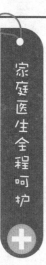

女性最佳的生育年龄

女性在出生时，左右卵巢充满原始卵泡，约有40万个。在出生后，原始卵泡渐渐变性退化而减少，到青春期约有16万～35万个，但女性一生平均排出的卵子不过约500个，其余的在过了更年期后就慢慢消失了。由此可见，女性的卵子数量是固定的，不像男性随时能够制造新的精子。随着年龄增长，卵细胞老化，还可能受到病毒感染、物理因素及化学因素的刺激、激素变化的影响等，导致卵子质量下降，受孕后胚胎畸形的概率增高。

生理学家公认，女性24～29岁之间是生育的最佳年龄段。这一时期女性全身发育完全成熟，卵子质量高，若怀胎生育，女性并发症少，分娩危险小，胎儿生长发育好，早产儿、畸形儿和痴呆儿的发生率最低。